Clinical Cases in Cardio-Oncology

肿瘤心脏病学临床病例集

原著　[美] Atooshe Rohani

主审　王晓稼

主译　陈占红　郑亚兵

中国科学技术出版社

·北　京·

图书在版编目（CIP）数据

肿瘤心脏病学临床病例集 / （美）阿托什·罗哈尼 (Atooshe Rohani) 原著；陈占红，郑亚兵主译 .
— 北京：中国科学技术出版社，2022.5
书名原文：Clinical Cases in Cardio-Oncology
ISBN 978-7-5046-9483-6

Ⅰ . ①肿… Ⅱ . ①阿… ②陈… ③郑… Ⅲ . ①肿瘤—心脏病—病案—汇编 Ⅳ . ① R730.6 ② R541

中国版本图书馆 CIP 数据核字 (2022) 第 039076 号

著作权合同登记号：01-2022-0731

策划编辑	池晓宇　焦健姿
责任编辑	史慧勤
装帧设计	佳木水轩
责任印制	徐　飞

出	版	中国科学技术出版社
发	行	中国科学技术出版社有限公司发行部
地	址	北京市海淀区中关村南大街 16 号
邮	编	100081
发行电话		010-62173865
传	真	010-62179148
网	址	http://www.cspbooks.com.cn

开	本	710mm×1000mm　1/16
字	数	92 千字
印	张	8
版	次	2022 年 5 月第 1 版
印	次	2022 年 5 月第 1 次印刷
印	刷	天津翔远印刷有限公司
书	号	ISBN 978-7-5046-9483-6 / R·2847
定	价	108.00 元

译者名单

主　审　王晓稼

主　译　陈占红　郑亚兵

副主译　邵喜英　陈俊青　曹文明

译　者　（以姓氏笔画为序）

王　蓉　中国科学院大学附属肿瘤医院

王升晔　中国科学院大学附属肿瘤医院

王晓稼　中国科学院大学附属肿瘤医院

石　磊　中国科学院大学附属肿瘤医院

曲　尧　哈尔滨医科大学附属肿瘤医院

刘　莹　大连医科大学附属第一医院

李广亮　中国科学院大学附属肿瘤医院

沈夏波　中国科学院大学附属肿瘤医院

张子文　中国科学院大学附属肿瘤医院

张美岭　哈尔滨医科大学附属肿瘤医院

张艳丽　大连医科大学附属第一医院

张赛丹　中南大学湘雅医院

陈占红　中国科学院大学附属肿瘤医院

陈俊青　中国科学院大学附属肿瘤医院

邵　群　哈尔滨医科大学附属肿瘤医院

邵喜英　中国科学院大学附属肿瘤医院

周欢欢　中国科学院大学附属肿瘤医院

郑亚兵　中国科学院大学附属肿瘤医院

钟巧青　中南大学湘雅医院

郭秋生　中国科学院大学附属肿瘤医院

黄　平　中国科学院大学附属肿瘤医院

黄　圆　中国科学院大学附属肿瘤医院

曹文明　中国科学院大学附属肿瘤医院

盛李明　中国科学院大学附属肿瘤医院

温庆良　中国科学院大学附属肿瘤医院

谢艳茹　浙江省丽水市中心医院

雷　蕾　中国科学院大学附属肿瘤医院

内容提要

　　本书引进自世界知名的 Springer 出版社，是 *Clinical Cases in Cardiology* 系列丛书之一，共纳入肿瘤心脏病学相关病例 24 例，较为全面地介绍了近年来颇受临床关注的肿瘤患者在接受肿瘤疾病治疗过程中诱发心脏病的机制、临床表现、治疗策略及经验荟萃。全书病例资料均基于临床真实病例，辅以图表，简明易读，可为内科医师、心脏病学医师及肿瘤病学医师精确定义疾病诊断和明确处置标准提供实用性临床指导，有利于临床决策能力的进一步提升。

译者前言

　　恶性肿瘤是危害人类健康的重大疾病，2015 年成为我国居民首要死亡原因，目前的总体 5 年生存率约为 50%。同时，治愈人数也逐年增加，乳腺癌 5 年总体生存率已超过 80%。近年来的研究表明，癌症幸存者心血管病风险显著增加，合并心血管基础疾病的患者风险更高，预后更差，生存者的生活质量也受到严重影响。因此，肿瘤心脏病学（Oncocardiology）应运而生，2000 年国际上首个"肿瘤心脏病学病房"（Onco-Cardiology Unit）在美国得克萨斯大学安德森癌症中心建立。在国内，第一届中国肿瘤心脏病学会议于 2016 年 11 月 18 日在大连胜利召开，此后每年召开。2017 年 1 月，国内首个肿瘤心脏病学学术组织——黑龙江省医学会肿瘤心脏病学分会成立。2017 年 6 月，中国医师协会心血管内科医师分会肿瘤心脏病学专业委员会宣告成立。2018 年 8 月，中国抗癌协会整合肿瘤心脏病学分会在沈阳成立。肿瘤心脏病学已发展成为一门识别、预防和治疗肿瘤治疗时出现的心血管并发症（如高血压、心力衰竭、血管并发症和心律失常）的专门性医学学科，也是国际上一门新兴的交叉学科。

　　2017 年 11 月，由中国科学院大学附属肿瘤医院（浙江省肿瘤医院）乳腺肿瘤内科发起的浙江省肿瘤心脏病学协作组（Zhejiang Cardio-Oncology Corporation，ZOC）在杭州正式成立，并每年举行 3～4 场学术交流活动或沙龙。2020 年 5 月 8 日在省内率先开设了肿瘤心脏病学门诊。在三度医学平台的协助下，2021 年起还开设了《肿瘤心脏病学

（专刊）》（季刊），有力推动了浙江省肿瘤心脏病学的发展。

此次参与翻译的《肿瘤心脏病学临床病例集》系统介绍了肿瘤心脏病学相关的各种常见和少见病例，对从事肿瘤内科的专业医生有非常好的借鉴意义，能帮助我们更好地开展专业检查，应用最新的治疗技术和管理策略，为日常临床实践中遇到此类患者时提供参考。在本书翻译过程中，得到了王晓稼教授的悉心指导，并作为主审对书稿进行了细致的审阅，提出了宝贵的建议，此外还得到了刘莹教授、邵群教授和钟巧青教授等心血管专业团队的大力支持。在此付梓之际，对所有为本书付出辛勤努力的各位同事及给予支持与帮助的人致以最衷心的感谢。

《肿瘤心脏病学临床病例集》
肿瘤和心血管专科医师的良师益友

原书前言

  Clinical Cases in Cardio-Oncology 对内科医生、心脏病专家和肿瘤学家来说都是一部非常好的临床参考书。大约 3 年前，我有幸开始在加拿大安大略省西北部的心脏病学中心从事肿瘤心脏病学临床工作。对我来说，这是一个新的领域，在很多方面对我是一个挑战。我非常喜欢这个新领域，并希望通过这本书，与世界各地的同道们分享我的专业知识，特别是那些刚刚涉足和计划在这个领域工作的那些肿瘤心脏病学者。我非常感激我的一个患者，当我询问她是否同意将她的临床数据引用到我的书里时，她非常爽快地答应了。她说她愿意不惜一切代价帮助全世界其他癌症患者。能成为她的心脏病医生，并在她进行乳腺癌治疗的艰难历程中提供帮助，我感到很荣幸。我也非常感激我所有的患者，正是因为他们为本书提供了个人诊疗数据，才使本书得以顺利出版。

Atooshe Rohani
Northern Ontario School of Medicine
Thunder Bay, ON
Canada

目　录

李广亮　译　　钟巧青　校

　　我可以自信地说,《肿瘤心脏病学临床病例集》,涵盖了肿瘤心脏病诊治中常见的临床病例,包括蒽环类药物和氟尿嘧啶的心脏毒性、免疫检查点抑制剂引起的心肌炎、达沙替尼的肺毒性,以及新型抗肿瘤药物治疗所致的罕见不良反应的处理;还有一些常见临床不良反应,如癌症患者的 QT 间期延长、心房颤动和深静脉血栓形成的处理。

　　本书每一章都包括临床病例描述(病史、体格检查、辅助检查和诊疗计划等),以及关于诊断与治疗最新指南的要点与总结。

　　我认为对肿瘤心脏病学感兴趣的内科医生、心脏病学专家和肿瘤学专家将从该书中受益最多。

　　显然,它不是肿瘤心脏病学的教科书,但它是一部极好的实用诊疗指南。

　　我希望你会像我乐衷于编写一样喜欢阅读本书。

　　大约 20 年前,由于热衷于全心全意地治疗患者,我选择了心脏病学作为我的医学专业。大约在 3 年前我获得了在肿瘤心脏病学领域工作的机会。

因为同理心，我始终认为，从情感角度来看，参与肿瘤患者的治疗具有挑战性。肿瘤心脏病学迫使我走出自己的舒适区，而在这样做的过程中，我发现了另一种对医学的热爱。

我要感谢我的好朋友 Carolyn Leonzio 为本书的撰写提供了支持。她在我的人生旅途中给予了无条件的关爱和友谊。

我还要借此机会感谢给我机会参与他们治疗的所有患者。我很高兴能帮助他们在极具挑战性的癌症治疗过程中保持心脏的健康，也要感谢桑德贝（Thunder Bay）地区健康科学中心的肿瘤专家为肿瘤心脏病诊所提供的所有良好建议。

此外，我还要感谢桑德贝地区健康科学中心主任 Zaki Ahmed 博士在本书写作过程中给予的所有支持。

我总是觉得我很幸运，因为我有很棒的家人和朋友们，没有他们的帮助，本书是绝对不可能顺利完成的。

最后，我想将这本书献给我生命中的光和至爱，我可爱的天才女儿 Parmida。

有一片田野，它位于是非对错的界域之外。我在那里等你。

——鲁　米

病例1 达沙替尼诱发胸腔积液和肺动脉高压
Dasatinib Induced Pleural Effusion and Pulmonary Hypertension

张子文 **译**　钟巧青 **校**

【病例资料】

患者，女性，65岁，BCR-ABL阳性的慢性粒细胞白血病（chronic myelogenous leukemia，CML）。使用达沙替尼（Dasatinib）治疗（70mg，每日2次）约10个月，疗效极佳，最新分子生物学检测结果显示白血病负荷下降了4.4log。

临床表现为呼吸急促逐渐加重，NYHA 2～3级。经检查患者生命体征稳定，但右肺的呼吸音明显降低。

行X线胸片检查，证实右侧有中等量到大量的胸腔积液（图1-1）。胸腔穿刺显示渗出性积液，以淋巴细胞为主。

超声心动图显示左心室壁运动和收缩功能正常，瓣膜未见明显异常。

达沙替尼的剂量从每天2次、每次70mg，减少到100mg/d。并开

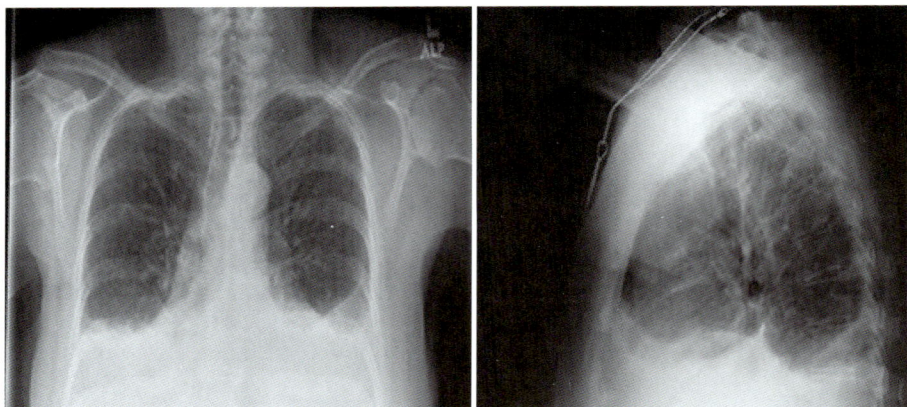

▲ 图 1-1 胸部 X 线片显示双侧胸腔积液

始服用呋塞米 20mg/d。由于反复的胸腔积液，达沙替尼的剂量最终减少到 50mg/d。随后，因患者出现蛋白尿停用达沙替尼，改用伊马替尼（Imatinib）400mg/d。

伊马替尼也因出现Ⅲ级心力衰竭、眼睑浮肿、呼吸急促和干咳，最终停用。

最后改为博舒替尼（Bosutinib），每天 3 次口服，每次 400mg。两个月后，再次出现左侧大量胸腔积液（图 1-2）。胸腔穿刺显示渗出物以淋巴细胞为主。将博舒替尼的剂量减少到 400mg/d 后，随诊未见胸腔积液增多。

【临床精粹】

1. 达沙替尼用于治疗 BCR-ABL 阳性 CML 和费城染色体（Philadelphia

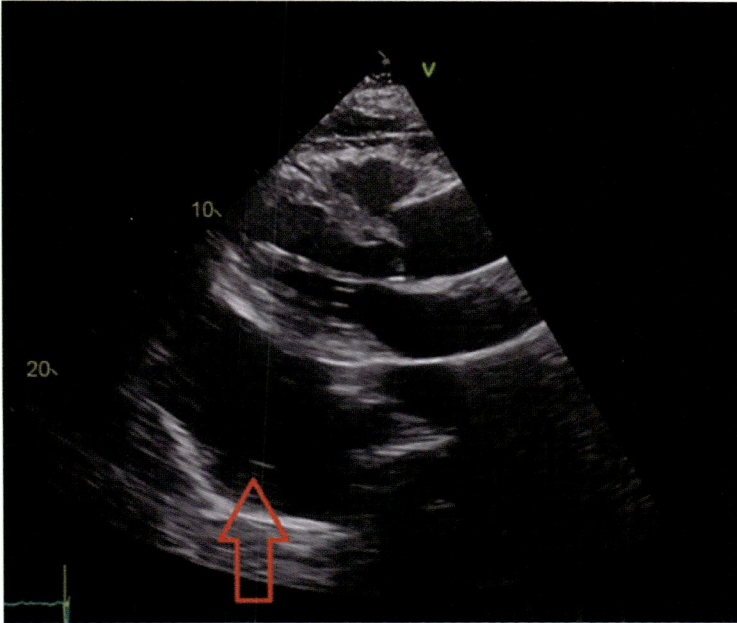

▲ 图 1-2　经胸超声心动图，胸骨旁观
红色箭显示患者开始服用博舒替尼后再次出现左侧胸腔积液

chromosome，Ph 染色体）阳性的急性淋巴细胞白血病。

2. 达沙替尼与 QT 间期延长相关：中度风险（发生率为 5%～10%），使用期间应密切监测钾和镁，应考虑避免使用可以延长 QT 间期的药物[1-3]。

3. 达沙替尼可导致 29% 的患者出现胸腔积液，而使用博舒替尼可使胸腔积液发生率下降至 1%～10%。胸腔积液多为双侧渗出型[4, 5]。

(1) 值得注意的是，出现胸腔积液可能代表临床白血病患者对达沙替尼治疗敏感[4]。

(2) 胸腔积液发生的危险因素[5, 6]包括以下方面。

① 每日 2 次服用达沙替尼。

② 老年患者。

③ 淋巴细胞增多症。

④ 既往心脏病史。

⑤ 自身免疫性疾病。

(3) 胸腔积液的最佳治疗方法尚不清楚：无症状和少量积液不需要治疗。对于较大量、有症状的积液，可考虑采用联合疗法或下列疗法之一。

① 将达沙替尼的剂量从每天 2 次、每次 70mg，改为 100mg/d。

② 全身使用糖皮质激素。

③ 利尿药。

④ 胸腔穿刺术。

⑤ 中断或停用达沙替尼 / 博舒替尼。

⑥ 胸膜固定术。

4. 可逆性肺动脉高压（pulmonary arterial hypertension，PAH）是达沙替尼治疗的另一个不良反应，通常发生在治疗的 8～48 个月后。

(1) 疲劳、外周水肿、呼吸急促、进行性或原因不明呼吸急促的患者应怀疑 PAH。

(2) 经胸超声心动图（transthoracic echocardiography，TTE）被视为评估肺动脉收缩压（pulmonary artery systolic pressure，PASP）的初始方法[6]。

① 如果三尖瓣反流速度（tricuspid regurgitant jet velocity，TRV）> 3.4m/s，则 PAH 发生的可能性较高（图 1-3）。

② 如果 TRV ≤ 2.8m/s，则发生 PAH 的概率较低。

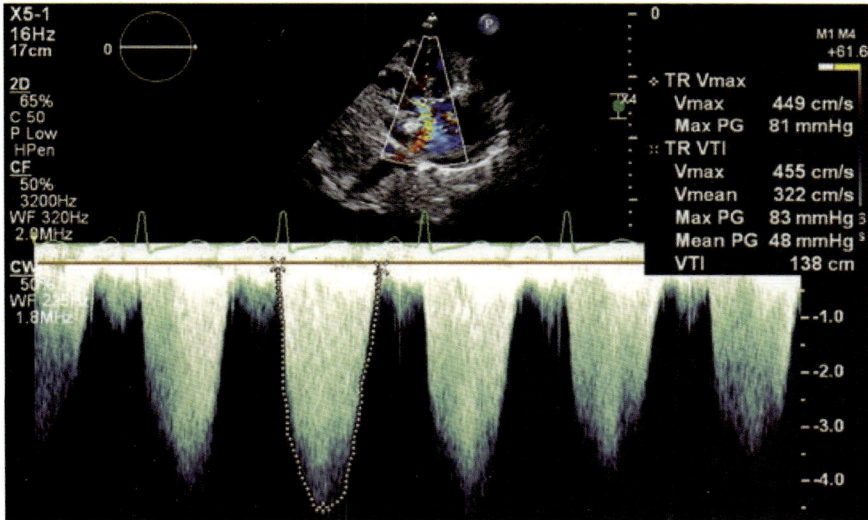

▲ 图 1–3　彩色多普勒超声心动图。**TRV=4.49m/s（＞ 3.8m/s），峰值压力梯度 83mmHg，诊断为严重 PAH**

(3) 当 TRV 为 2.9～3.4m/s 时，要诊断 PAH，必须具备如下 PAH 的其他超声心动图特征。

① 右心室流出道多普勒加速时间 <105ms。

② 右心室流出道（right ventricular outflow，RVOT）脉冲波多普勒见收缩中期切迹（图 1–4）。

③ D 形隔（室间隔扁平），见图 1–5。

④ 扩张的下腔静脉（inferior vena cava，IVC）。

(4) 应避免再次激发达沙替尼诱导的 PAH[6]。

(5) 停用达沙替尼后，PAH 通常是可逆转。

(6) DASISION 试验支持每日 100mg 剂量的达沙替尼作为治疗慢性粒细胞白血病的安全疗法，其中 28% 的胸腔积液发生在达沙替尼治疗后的第一年[7–9]。

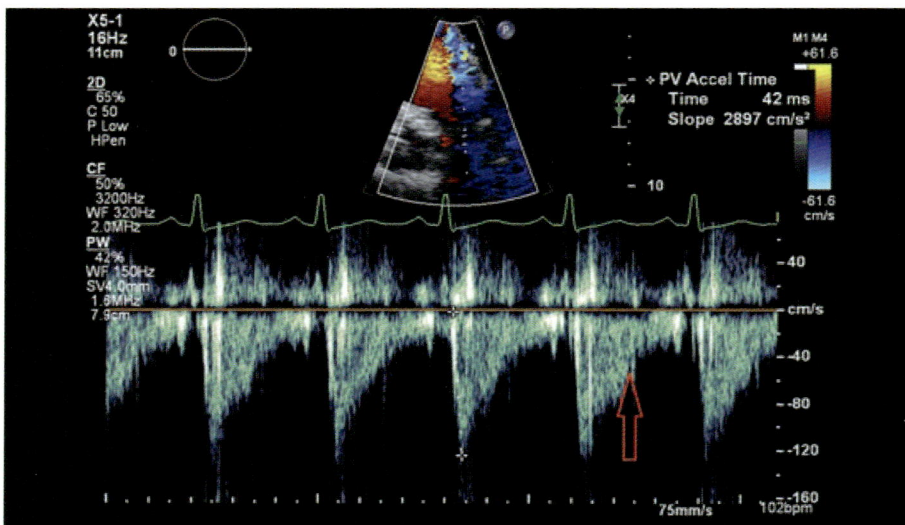

▲ 图 1-4　肺动脉多普勒血流示踪的收缩期中间切迹（红色箭）。右心室流出道多普勒加速时间 **42ms**（ < **105ms**）

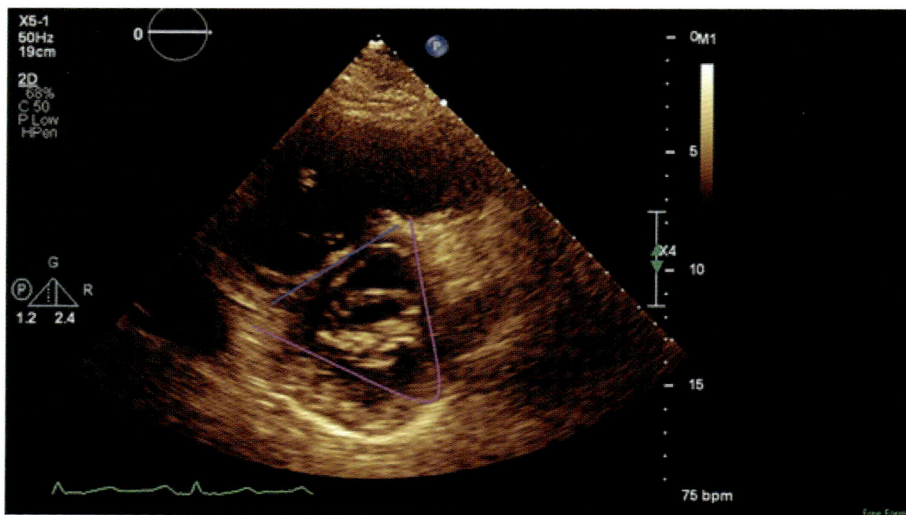

▲ 图 1-5　收缩期 **D** 形隔膜，与右心室（**RV**）压力超负荷一致

（7）已观察到其他抗癌药物（博来霉素、吉西他滨、奥沙利铂、硼替佐米、阿糖胞苷、蒽环类药物和来那度胺）的肺毒性。

（8）博来霉素的肺毒性与累积剂量有关，多见于肾功能受损及年龄在 40 岁以上的患者。已观察到与其他药剂的特异质反应[10-13]。

参考文献

[1] Goldblatt M, Huggins JT, Doelken P, Gurung P, Sahn SA. Dasatinib-induced pleural effusions: a lymphatic network disorder? Am J Med Sci. 2009;338:414–7.

[2] Huang YM, Wang CH, Huang JS, Yeh KY, Lai CH, Wu TH, et al. Dasatinib-related chylothorax. Turk J Haematol. 2015;32:68–72.

[3] Paydas S. Dasatinib, large granular lymphocytosis, and pleural effusion: useful or adverse effect? Crit Rev Oncol Hematol. 2014;89:242–7.

[4] Montani D, Bergot E, Günther S, et al. Pulmonary arterial hypertension in patients treated by dasatinib. Circulation. 2012;125(17):2128–37.

[5] Moguillansky NI, Fakih HAM, Wingard JR. Bosutinib induced pleural effusions: Case report and review of tyrosine kinase inhibitors induced pulmonary toxicity. Respir Med Case Rep. 2017;21:154–7. https://doi.org/10.1016/j.rmcr.2017.05.003. PMID: 28560147; PMCID: PMC5435591

[6] 2015 ESC/ERS Guidelines for the diagnosis and treatment of pulmonary hypertension: The Joint Task Force for the Diagnosis and Treatment of Pulmonary Hypertension of the European Society of Cardiology (ESC) and the European Respiratory Society (ERS) Endorsed by: Association for European Paediatric and Congenital Cardiology (AEPC), International Society for Heart and Lung Transplantation (ISHLT).

[7] Orlandi EM, Rocca B, Pazzano AS, Ghio S. Reversible pulmonary arterial hypertension likely related to long-term, low dose dasatinib treatment for chronic myeloid leukaemia. Leuk Res. 2012;36(1):e4–6.

[8] Cortes JE, Saglio G, Kantarjian HM, et al. Final 5–year study results of DASISION: the dasatinib versus imatinib study in treatment-naive chronic myeloid leukemia patients trial. J Clin Oncol. 2016;34(20):2333–40.

[9] Caldemeyer L, Dugan M, Edwards J, Akard L. Long-term side effects of tyrosine kinase

inhibitors in chronic myeloid leukemia. Curr Hematol Malign Rep. 2016;11(2):71–9.

[10] Sleijfer S. Bleomycin-induced pneumonitis. Chest. 2001;120(2):617–24. https://doi.org/10.1378/chest.120.2.617. PMID: 11502668.

[11] O'Sullivan JM, Huddart RA, Norman AR, Nicholls J, Dearnaley DP, Horwich A. Predicting the risk of bleomycin lung toxicity in patients with germ-cell tumours. Ann Oncol. 2003;14(1):91–6. https://doi.org/10.1093/annonc/mdg020. PMID: 12488299.

[12] Jacobs C, Slade M, Lavery B. Doxorubicin and BOOP. A possible near fatal association. Clin Oncol (R Coll Radiol). 2002;14(3):262. https://doi.org/10.1053/clon.2002.0071. PMID: 12109837.

[13] Miyakoshi S, Kami M, Yuji K, Matsumura T, Takatoku M, Sasaki M, Narimatsu H, Fujii T, Kawabata M, Taniguchi S, Ozawa K, Oshimi K. Severe pulmonary complications in Japanese patients after bortezomib treatment for refractory multiple myeloma. Blood. 2006;107(9):3492–4. https://doi.org/10.1182/blood-2005– 11– 4541. Epub 2006 Jan 12. PMID: 16410442.

病例 2　普纳替尼诱导脑卒中
Ponatinib Induced Stroke

陈占红 **译**　　张赛丹 **校**

【病例资料】

患者，男性，65 岁，BCR-ABL1 T315I 阳性的慢性粒细胞白血病（CML）慢性期，对达沙替尼（Dasatinib）和尼洛替尼（Nilotinib）治疗耐药，在异基因干细胞移植前开始第三代 TKI：普纳替尼（Ponatinib）治疗（45mg，每日 1 次）。

患者有高脂血症病史，但无其他特殊心血管病史。

治疗开始 2 周内，患者出现左侧肢体瘫痪、言语模糊和轻偏瘫，被诊断为大脑中动脉（MCA）梗死。立即停用普纳替尼，脑 CT 扫描显示 MCA 高密度征。24h 动态心电图显示无房颤发作。超声心动图显示左心室大小及功能正常，无明显瓣膜异常及栓塞迹象。颈动脉 CT 血管造影示轻度狭窄，但颈内动脉狭窄小于 50%。因此，认为脑卒中是普纳替尼引起大脑中动脉血栓导致的。患者接受阿替普酶（Alteplase）静滴治疗并进行机械取栓术。后续需要大量神经康复治疗，包括物理疗法和作业疗法。目前症状正在逐渐改善中。

【临床精粹】[1-7]

1. 在接受普纳替尼治疗的患者中，有超过 27% 的患者发生了栓塞事件，包括静脉和动脉血栓。

2. 血管并发症并不呈剂量依赖性，但大多数血液学家将剂量降至最低有效剂量。

3. 尽管目前没有前瞻性数据，但许多临床医生推荐对接受普纳替尼治疗的患者同时服用阿司匹林，特别是超过 60 岁的患者。

4. 强烈推荐对有心血管危险因素（高血压、高脂血症、糖尿病、吸烟）的患者进行积极治疗。据报道，接受普纳替尼治疗的患者中，超过 2/3 的患者有高血压急症；因此，需对血压进行密切监测。如果患者有顽固性高血压，必须停止普纳替尼治疗。当病情恶化或持续性高血压时，应考虑评估是否有肾动脉狭窄 [7]。

5. 服用普纳替尼的患者应密切监测左心室收缩功能障碍的体征和症状，因为有 4% 接受普纳替尼治疗的患者出现了左心室收缩功能障碍，这可能非常严重，甚至会导致死亡。如果出现新的或恶化的心力衰竭，应立即停用普纳替尼。

6. 对患者脑卒中、静脉血栓栓塞和心力衰竭症状的宣教十分重要。

7. 在接受普纳替尼治疗的患者中，发生心律失常的现象包括有症状的缓慢性心律失常（约占 1%，图 2–1）和快速室上性心律失常（约占 5%，主要为心房颤动，图 2–2）。

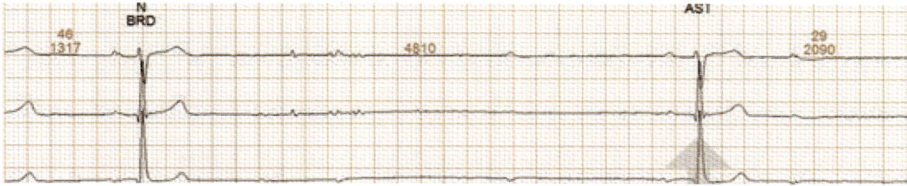

▲ 图 2–1　缓慢性心律失常，严重的房室传导阻滞

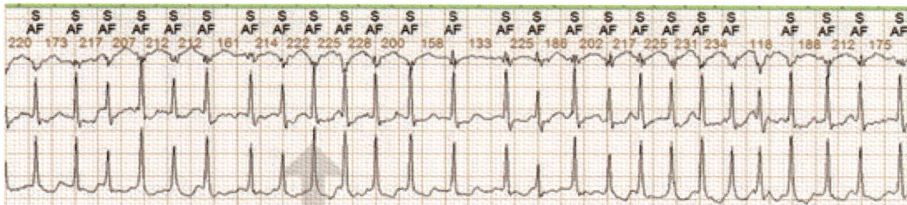

▲ 图 2–2　心房颤动与快速心室反应

参考文献

[1] Gambacorti-Passerini C, Piazza R. Choosing the right TKI for chronic myeloid leukemia: when the truth lies in "long-term" safety and efficacy. Am J Hematol. 2011;86(7):531–2. https://doi. org/10.1002/ajh.22084.

[2] Dahlén T, Edgren G, Lambe M, et al. Cardiovascular events associated with use of tyrosine kinase inhibitors in chronic myeloid leukemia: a population-based cohort study. Ann Intern Med. 2016;165:161.

[3] Cortes JE, Kim DW, Pinilla-Ibarz J, leCoutre P, Paquette R, Chuah C, Nicolini FE, Apperley JF. A phase 2 trial of ponatinib in Philadelphia chromosome-positive leukemias. N Engl J Med. 2013;369:1.

[4] Totzeck M, Mincu RI, Mrotzek S, Schadendorf D, Rassaf T. Cardiovascular diseases in patients receiving small molecules with anti-vascular endothelial growth factor activity: a meta-analysis of approximately 29,000 cancer patients. Eur J Prev Cardiol.

2018;25(5):482–94.

[5] Massaro F, Molica M, Breccia M. Ponatinib: a review of efficacy and safety. Curr Cancer Drug Targets. 2018;18(9):847–56.

[6] Singh AP, Glennon MS, Umbarkar P, et al. Ponatinib-induced cardiotoxicity: delineating the signalling mechanisms and potential rescue strategies. Cardiovasc Res. 2019;115(5):966–77.

[7] Santoro M, Accurso V, Mancuso S, et al. Management of ponatinib in patients with chronic myeloid leukemia with cardiovascular risk factors. Chemotherapy. 2019;64(4):205–9.

病例3 尼洛替尼所致的外周动脉闭塞性疾病

Nilotinib Induced Peripheral Artery Occlusive Disease

石 磊 译　　张赛丹 校

【病例资料】

患者，男性，63岁，诊断慢性粒细胞性白血病（CML），费城染色体阳性，服用尼洛替尼。患者的心血管相关危险因素包括高血压和高脂血症。既往无其他明确心血管病史。

尼洛替尼（Nilotinib）治疗1年后，患者出现活动后左下肢疼痛不适，休息后缓解（间歇性跛行）。查体示左下肢的皮肤干燥、有光泽、无体毛，仰卧位时皮肤发红从脚趾向近心端延伸。左侧腘窝未触及动脉搏动。床边多普勒超声显示左侧踝肱指数为0.8。随后患者在医生的指导和监督下对心血管的危险因素进行干预，并且进行适度的运动锻炼。在血管外科医生指导下给予81mg阿司匹林口服。患者随后接受双下肢的CT血管造影，检查提示为左侧下肢长段股腘动脉闭塞性疾病,（TASC）ⅡD 型。之后患者接受了手术治疗。停用尼洛替尼后改用达沙替尼（Dasatinib），每日 100mg 口服。术后 1 年上述症状无复发。

【临床精粹】[1-5]

1. 在接受尼洛替尼治疗的患者中，对心血管危险因素进行积极干预是必要的。

2. 尼洛替尼与 QT 间期延长相关（低风险：发生率 1%～5%）。低钾血症、低镁血症应立即予以纠正。应避免 CYP3A4 抑制剂和尼洛替尼合用（可能延长 QTc 间期）[4]。

3. 也有报道一些重度的心包积液、胸腔积液、腹腔积液和肺水肿与尼洛替尼治疗相关。

参考文献

[1] Quintás-Cardama A, Kantarjian H, Cortes J. Nilotinib-associated vascular events. Clin Lymphoma Myeloma Leuk. 2012;12(5):337–340.2012.04.005.

[2] Tefferi A, Letendre L. Nilotinib treatment-associated peripheral artery disease and sudden death: yet another reason to stick to imatinib as front-line therapy for chronic myelogenous leukemia. Am J Hematol. 2011;86(7):610–1. https://doi.org/10.1002/ajh.22051.

[3] Aichberger KJ, Herndlhofer S, Schernthaner GH, et al. Progressive peripheral arterial occlusive disease and other vascular events during nilotinib therapy in CML. Am J Hematol. 2011;86(7):533–9. https://doi.org/10.1002/ajh.22037.

[4] Porta-Sánchez A, Gilbert C, Spears D, et al. Incidence, diagnosis, and management of QT prolongation induced by cancer therapies: a systematic review. J Am Heart Assoc. 2017;6(12)

[5] Norgren L, Hiatt WR, Dormandy JA, et al. Inter-society consensus for the management of peripheral arterial disease (TASC II). J Vasc Surg. 2007;45 Suppl:S5–S67.

病例 4 伊马替尼的心脏毒性
Imatinib Cardiotoxicity

温庆良 **译**   曲 尧 **校**

【病例资料】

患者，女性，65 岁，因"心悸持续发作半小时、周围性水肿、呼吸急促和肌钙蛋白轻度升高"至急诊科就诊。患者既往有心悸病史多年，一个月内发作 5 次，每次持续 5～10min，可自行缓解未就医。患者有慢性粒细胞白血病（CML），使用伊马替尼（Imatinib）治疗中，同时还有阻塞性睡眠呼吸暂停综合征，给予持续气道正压通气（continuous positive airway pressure，CPAP）治疗。

体格检查：血压 133/82mmHg，脉搏 160 次 / 分，心律齐，体温 36.7℃，氧饱和度为 95%。胸部听诊无殊，第 1 心音（S_1）和第 2 心音（S_2）正常，无杂音。膝关节以下有一度周围性水肿，足背动脉可及搏动。

给予静脉注射腺苷 12mg 后，心律转为正常窦性心律，促甲状腺激素（thyroid-stimulating hormone，TSH）水平正常。

胸部 CT 扫描未发现肺栓塞的证据。

基线心电图显示正常窦性心律，双束支传导阻滞（右束支传导阻滞和左前分支传导阻滞），心率为 75 次 / 分。于医院就诊时的心电图显示有规律的心动过速，心率为 160 次 / 分，RP 间距大于 PR 间距（图 4-1）。超声心动图显示左心室射血分数为 45%，伴有基底下壁和基底下间隔室壁运动减退。冠状动脉造影显示右冠状动脉（right coronary artery，RCA）慢性完全闭塞（chronic total occlusion，CTO），前降支发出的间隔支提供侧支循环（图 4-2）。患者开始联合使用 ACE 抑制剂、β 受体拮抗药和利尿药治疗 HFmrEF，并行房室折返性心动过速（atrioventricular reentrant tachycardia，AVRT）和左侧旁路射频消融术。很难判断这些心血管并发症是药物相关，还是衰老和弥漫性动脉粥样硬化的过程所导致，但伊马替尼可能会加重该患者潜在的心血管疾病。

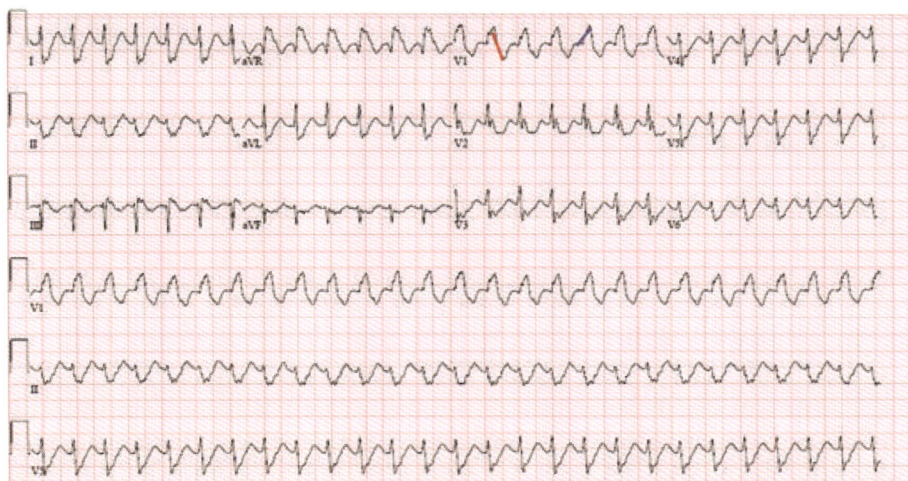

▲ 图 4-1　窄 QRS 波心动过速，心率 160 次 / 分，RP 间距（红色）大于 PR 间距（蓝色）

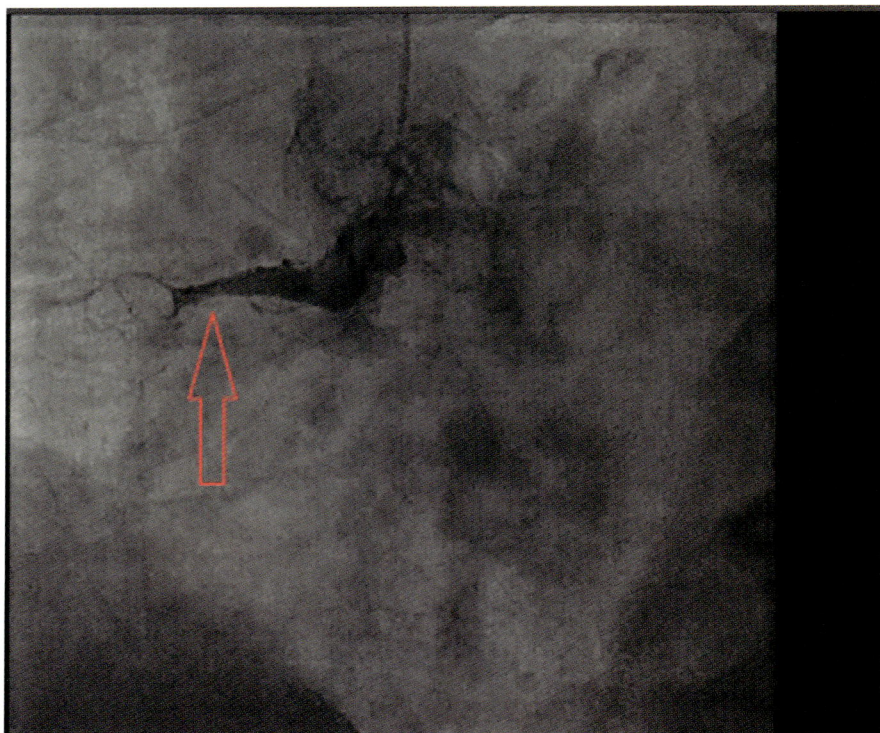

▲ 图 4-2　冠状动脉造影上的红色箭提示右冠状动脉慢性完全闭塞（CTO）

【临床精粹】[1-6]

1. 高龄和其他合并症会增加伊马替尼心脏毒性的风险。伊马替尼相关心脏毒性的总体发生率为 0.7%～1.3%。

2. 伊马替尼的不良反应包括心力衰竭、外周和眼眶周围浮肿、缺血 / 梗死、高血压和低血压。

3. 嗜酸性粒细胞增多综合征伴心脏受累患者、慢性嗜酸性粒细胞白血病、骨髓增生异常、骨髓增殖性（MDS/MPD）疾病患者伴高嗜酸性粒细胞水平，在开始伊马替尼治疗时可能会出现心源性休克。通过暂停伊马替尼治疗并应用类固醇可使其逆转。使用伊马替尼治疗后，监测超声心动图及血清肌钙蛋白，并预防性全身应用类固醇 1～2 周可使患者获益。

4. 心力衰竭是伊马替尼众所周知的不良反应，应告知患者，并仔细监测心力衰竭的症状和体征，但在开始伊马替尼治疗前进行超声心动图检查并非必需的。

5. 心包积液和房颤是伊马替尼的罕见不良反应。

6. 医生必须将伊马替尼治疗过程中发生的心力衰竭这一罕见但严重的不良事件作为知情同意的一部分内容，告知患者。

参考文献

[1] Verweij J, Casali PG, Kotasek D, et al. Imatinib does not induce cardiac left ventricular failure in gastrointestinal stromal tumours patients: analysis of EORTC-ISG-AGITG study 62005. Eur J Cancer. 2007;43(6):974–8.

[2] Atallah E, Durand JB, Kantarjian H, Cortes J. Congestive heart failure is a rare event in patients receiving imatinib therapy. Blood. 2007;110(4):1233–7.

[3] Guilhot F. Indications for imatinib mesylate therapy and clinical management. Oncologist. 2004;9(3):271–81.

[4] Kerkelä R, Grazette L, Yacobi R, et al. Cardiotoxicity of the cancer therapeutic agent imatinib mesylate. Nat Med. 2006;12(8):908–16.

[5] Hatfield A, Owen S, Pilot PR. In reply to 'Cardiotoxicity of the cancer therapeutic agent imatinib mesylate'. Nat Med. 2007;13(1):13. Author reply 15–6. PMID: 17206118. https://doi. org/10.1038/nm0107–13a.

[6] Mann DL. Targeted cancer therapeutics: the heartbreak of success. Nat Med. 2006;12(8):881–2. https://doi.org/10.1038/nm0806– 881. PMID: 16892027.

病例 5 多柔比星诱导射血分数降低的心力衰竭

Doxorubicin Induced Heart Failure with Reduced Ejection Fraction

陈占红 **译** 张赛丹 **校**

【病例资料】

患者，女性，62 岁，右乳腺浸润性导管癌，3 年前接受肿瘤切除术（保乳术）、多柔比星（375mg/m²）/ 环磷酰胺 / 紫杉醇化疗。本次因出现活动后呼吸急促，美国纽约心脏病协会（NYHA）Ⅱ级入院。患者同时有阵发性胸痛，安静时亦有胸痛发作，疼痛程度为 2 分，没有明显的缓解或加重因素。

体格检查：颈静脉压（JPV）升高，双肺底可闻及细碎的湿啰音，外周水肿二度。心电图显示窦性心律，偶见室性早搏。

超声心动图显示左心室明显扩大（图 5-1），射血分数为 15%。冠状动脉造影正常。患者被诊断为扩张型心肌病，考虑与既往使用多柔比星所致的心脏毒性有关。遗憾的是，在 3 年的放化疗过程中没有保

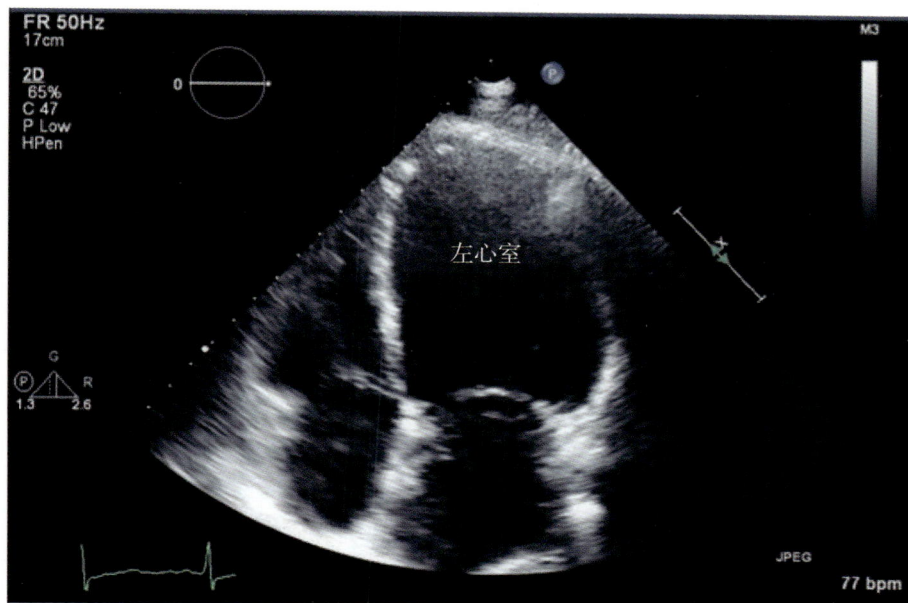

▲ 图 5-1 左心室扩大，收缩功能差，TTE 四腔心尖切面

存患者的超声心动图检查结果。

患者接受规范化治疗 3 个月后，左心室射血分数（LVEF）增加到 32%，但仍然处于 NYHA Ⅱ级。随后患者停用雷米普利（Ramipril），改用沙库巴曲（Sacubitril）/ 缬沙坦（Valsartan，Entresto），并接受植入式心律转复除颤器（implantable cardioverter-defibrillator，ICD）植入术进行一级预防。

在后续 2 年的随访中，患者病情稳定，LVEF 维持在 34%。不幸的是，患者通过活检再次被诊断为右乳腺浸润性导管癌，这一次她接受了乳腺改良根治术。

【临床精粹】[1-10]

一、蒽环类药物引起心脏毒性的危险因素

1. 年龄较大（＞ 65 岁）或年轻（＜ 4 岁）。

2. 女性。

3. 既往有心血管病病史。

4. 存在≥ 2 种心血管危险因素，包括高血压、吸烟、高脂血症、肥胖和糖尿病。

5. 蒽环类药物暴露累积剂量高（表 5-1 总结了不同蒽环类药物剂量与左心室功能不全发生率的关系）。

表 5-1　不同蒽环类药物化疗与左心室功能不全的发生率

药物名称	使用剂量（mg/m^2）	左心室功能障碍发生率（%）
多柔比星（doxorubicin）	400	3～5
	550	7～26
	700	18～48
伊达比星（idarubicin）	＞ 90	5～18
表柔比星（epirubicin）	＞ 900	0.9～11.4

6. 放射治疗和伴随使用曲妥珠单抗。

7. Abdel-Qadir 博士等近期发表了一项研究，他们开发了一种早期乳腺癌心血管事件的预测模型：与其他危险因素（高血压、糖尿病、房颤、外周动脉疾病、慢性肾脏疾病、脑血管疾病、慢性阻塞性

肺病和缺血性心脏病）相比，心力衰竭病史的得分最高。年龄在 40 岁以上得分需累加，例如，年龄超过 80 岁将在这个预测模型上增加 31 分[10]。

8. 该项风险评分可评估心血管预后，有助于与患者和肿瘤学家讨论与抗肿瘤治疗相关的心脏毒性。

9. 在患者开始接受蒽环类药物化疗前，应对可选的治疗方案进行风险 – 效益分析，建议仔细监测 LVEF（最好是通过三维超声心动图）；如果超声采集图像有技术上的困难或对超声图文影像分析的结果不确定或不一致，可以考虑采用多门控采集（multigated acquisition，MUGA）或心脏磁共振成像（cardiac MRI，CMR）。

心律失常和蒽环类药物

1. 大多数伴随蒽环类药物发生的心律失常继发于心肌病，但室性心律失常可发生在用药期间或化疗早期。

2. 在第一个疗程内，心律失常发生率 ≤ 65.5%[12]。

3. 心电图的改变不依赖于剂量。

4. 蒽环类药物导致 QTc 间期延长。

5. 在一项研究中，心房颤动的发生率为 10.3%[13]。

6. 胺碘酮是一种 P- 糖蛋白 / ATP 结合亚家族 B 成员 1（ABCB1）抑制剂，会增加多柔比星的血药浓度，应避免联合应用。

二、心脏毒性的定义

心脏毒性定义为，LVEF < 50% 或 LVEF 较基线下降 > 10%。

1. 发生率：接受多柔比星化疗的患者中约 9% 出现心脏毒性。

2. 发生时间

(1) 心脏毒性的平均发病时间为完成化疗后 3.5 个月，然而 98% 的心脏毒性是在治疗第一年内观察到的。

(2) 迟发性表现主要发生在使用蒽环类药物后的 2～3 年内，最晚报道发生在蒽环类药物使用后 30 年左右。

三、诊断

蒽环类药物心脏毒性的诊断是在排除其他原因所致的心力衰竭或左心室收缩功能障碍后进行的。

1. 排除冠状动脉疾病和心脏瓣膜疾病非常重要。

2. 在白血病患者中，鉴别诊断应排除革兰阴性菌感染引起的感染性休克以及全反式维 A 酸（ATRA）和三氧化二砷治疗相关的综合征引起的射血分数降低的心力衰竭。

3. 亚临床心肌病被美国超声心动图学会（ASE）定义为整体纵向应变（global longitudinal strain，GLS）下降 15%。治疗干预是否能阻止左心室收缩功能进一步恶化，目前尚缺乏足够的证据。

四、超声心动图频率

1. 对于无症状患者，如果多柔比星累积剂量小于 $240mg/m^2$，基线时做一次超声心动图，治疗结束时和结束后 6 个月再分别做一次超声心动图。

2. 如果多柔比星剂量超过 $240mg/m^2$，在 $240mg/m^2$ 时和每增加 $50mg/m^2$ 多柔比星后进行评估。

3. 有心力衰竭症状或体征的患者应尽快复查超声心动图。

五、预防

1. 密切监测高血压患者的血压，积极干预患者的心脏危险因素。

2. 右雷佐生（Dexrazoxane）：FDA 批准的药物，用于预防转移性乳腺癌患者终身蒽环类药物剂量超过 $300mg/m^2$ 时的蒽环类心肌病。

3. 美国心脏协会（American Heart Association）认可适度锻炼对癌症患者的心血管有益。

六、心脏保护策略

1. 对于所有 LVEF > 40% 和 < 50% 且目前或既往无心力衰竭史的患者，应考虑使用血管紧张素转换酶（ACE）抑制剂联合卡维地洛（Carvedilol）或奈必洛尔（Nebivolol）。

2. 当诊断为射血分数降低的心力衰竭时，应立即开始按照心力衰竭标准指南指导的药物治疗（GDMT）。

(1) 多柔比星的终身总剂量应限制在 $450mg/m^2$。

(2) 蒽环类药物的治疗方案和脂质体制剂可以降低心脏毒性的风险。

(3) LVEF 下降到 40% 以下，或 < 50% 且绝对值下降 15% 时，停用蒽环类药物，改用非蒽环类药物为主的治疗方案。

参考文献

[1] Cardinale D, Colombo A, Bacchiani G, Tedeschi I, Meroni CA, Veglia F, et al. Early detection of anthracycline cardiotoxicity and improvement with heart failure therapy.

Circulation. 2015;131(22):1981–8.

[2] Vejpongsa P, Yeh ET. Prevention of anthracycline-induced cardiotoxicity: challenges and opportunities. J Am Coll Cardiol. 2014;64(9):938–45.

[3] McGowan JV, Chung R, Maulik A, Piotrowska I, Walker JM, Yellon DM. Anthracycline chemotherapy and cardiotoxicity. Cardiovasc Drugs Ther. 2017;31(1):63–75.

[4] Lipshultz SE, Alvarez JA, Scully RE. Anthracycline associated cardiotoxicity in survivors of childhood cancer. Heart. 2008;94(4):525–33.

[5] Reichardt P, Tabone MD, Mora J, Morland B, Jones RL. Risk-benefit of dexrazoxane for preventing anthracycline-related cardiotoxicity: re-evaluating the European labeling. Future Oncol. 2018;14(25):2663–76.

[6] Lipshultz SE. Letter by Lipshultz regarding article, "anthracycline cardiotoxicity: worrisome enough to have you quaking?". Circ Res. 2018;122(7):e62–3.

[7] Lipshultz SE, Herman EH. Anthracycline cardiotoxicity: the importance of horizontally integrating pre-clinical and clinical research. Cardiovasc Res. 2018;114(2):205–9.

[8] Choi HS, Park ES, Kang HJ, Shin HY, Noh CI, Yun YS, et al. Dexrazoxane for preventing anthracycline cardiotoxicity in children with solid tumors. J Korean Med Sci. 2010;25(9):1336–42.

[9] Ganatra S, Nohria A, Shah S, Groarke JD, Sharma A, Venesy D, et al. Upfront dexrazoxane for the reduction of anthracycline-induced cardiotoxicity in adults with preexisting cardiomyopathy and cancer: a consecutive case series. Cardio-Oncology. 2019;5(1):1.

[10] Abdel-Qadir H, Thavendiranathan P, Austin PC, Lee DS, Amir E, Tu JV, et al. Development and validation of a multivariable prediction model for major adverse cardiovascular events after early stage breast cancer: a population-based cohort study. Eur Heart J. 2019;40(48):3913–20.

[11] Ryberg M, Nielsen D, Cortese G, Nielsen G, Skovsgaard T, Andersen PK. New insight into epirubicin cardiac toxicity: competing risks analysis of 1097breast cancer patients. J Natl Cancer Inst. 2008;100:1058–67.

[12] Yeh ET, Bickford CL. Cardiovascular complications of cancer therapy: incidence, pathogenesis, diagnosis, and management. J Am Coll Cardiol. 2009;53:2231–47.

[13] Kilickap S, Barista I, Akgul E, Aytemir K, Aksoy S, Tekuzman G. Early and late arrhythmogenic effects of doxorubicin. South Med J. 2007;100:262–5.

病例6 曲妥珠单抗相关心脏毒性
Trastuzumab-Related Cardiotoxicity

邵喜英 译　　曲尧 校

【病例资料】

患者，女性，52岁，呼吸气促，美国NYHA心功能分级Ⅱ级，否认端坐呼吸和夜间阵发性呼吸困难。

患者心血管疾病危险因素是血脂异常。有左乳腺浸润性导管癌伴淋巴结转移病史，分期Ⅲ期，接受双侧乳腺切除术，术后接受4个疗程多柔比星联合环磷酰胺方案及3个疗程紫杉醇联合曲妥珠单抗治疗。患者精神可，血压100/60mmHg，肺部听诊双肺底可及细湿啰音，心脏听诊S_1和S_2正常，可闻及微弱的收缩期杂音，以胸骨左下缘为著，双下肢对称，无水肿。12导联心电图显示窦性心律，心率69次/分。心肌灌注扫描正常。

因患者超声心动图显示左心室射血分数（LVEF）为40%，故取消紫杉醇和曲妥珠单抗（Trastuzumab）治疗。同时因心力衰竭伴中度LVEF异常，开始服用卡维地洛（Carvedilol）和雷米普利（Ramipril）

治疗。随后超声心动图显示左心室射血分数回升到 53%，恢复赫赛汀（Herceptin）治疗 2 个月后，LVEF 再次下降至 45%，永久性停止曲妥珠单抗治疗。

患者停止他莫昔芬（Tamoxifen）治疗，接受曲普瑞林（Triptorelin）、雄激素剥夺疗法（androgen-deprivation therapy，ADT），并完成放疗。在进一步的随访中，未发现乳腺癌复发征象，无心血管系统症状，血容量正常。患者同时服用卡维地洛和雷米普利，LVEF 回升到 50%。

【临床精粹】[1-6]

1. 曲妥珠单抗相关心脏毒性与累积剂量无关，治疗中断后，毒性可逆，毒性恢复后可再次接受曲妥珠单抗治疗。

2. 避免使用剂量超过 $300mg/m^2$ 的多柔比星，可以减少心力衰竭风险。

3. 曲妥珠单抗相关心脏毒性的危险因素包括既往或同时使用蒽环类药物，年龄＞ 50 岁和肥胖。心脏毒性风险，可通过以下公式 6-1 计算。

$$\frac{7 + （0.04 × 年龄）- （0.1 × 基线 LVEF）}{4.76} × 100 \quad （公式 6-1）$$

4. 如果患者出现有症状的心力衰竭，则应停止曲妥珠单抗治疗[2]。

5. 在辅助治疗阶段，在基线时、治疗后 3 个月、6 个月、9 个月和 12 个月时应复查 LVEF[3]。

6. 在转移性疾病治疗阶段，应在基线时检查 LVEF 及出现症状时复查 LVEF。

7. 如果 LVEF 比基线时下降 16%，或比基线绝对值下降 10%～15% 至正常值以下，应停止曲妥珠单抗治疗 4 周。4 周后重新评估 LVEF，如仍在正常值以下，应永久性停止曲妥珠单抗治疗 [4]。

8. 曲妥珠单抗相关心脏毒性通常是可逆的，且对心力衰竭的治疗反应良好。很多患者可耐受再次治疗 [5]。

9. 高达 19% 曲妥珠单抗治疗的患者中可观察到无症状 LVEF 下降。然而，报道有症状的心力衰竭仅为 2%～4% [6]。

参 考 文 献

[1] Romond EH, Jeong JH, Rastogi P, Swain SM, Geyer CE Jr, Ewer MS, Rathi V, et al. Seven-year follow-up assessment of cardiac function in NSABP B-31, a randomized trial comparing doxorubicin and cyclophosphamide followed by paclitaxel (ACP) with ACP plus trastuzumab as adjuvant therapy for patients with node-positive, human epidermal growth factor receptor 2–positive breast cancer. J Clin Oncol. 2012;30(31):3792.

[2] Henry ML, Niu J, Zhang N, Giordano SH, Chavez-MacGregor M. Cardiotoxicity and cardiac monitoring among chemotherapy-treated breast cancer patients. JACC Cardiovasc Imaging. 2018;11(8):1084–93. https://doi.org/10.1016/j.jcmg.2018.06.005.

[3] Advani PP, Ballman KV, Dockter TJ, Colon-Otero G, Perez EA. Long-term cardiac safety analysis of NCCTG N9831 (Alliance) adjuvant trastuzumab trial. J Clin Oncol. 2016;34(6):581–7. https://doi.org/10.1200/JCO.2015.61.8413.

[4] Bria E, Cuppone F, Fornier M, et al. Cardiotoxicity and incidence of brain metastases after adjuvant trastuzumab for early breast cancer: the dark side of the moon? A meta-analysis of the randomized trials. Breast Cancer Res Treat. 2008;109(2):231–9. https://doi.org/10.1007/s10549–007– 9663– z.

[5] Russell SD, Blackwell KL, Lawrence J, et al. Independent adjudication of symptomatic heart failure with the use of doxorubicin and cyclophosphamide followed by trastuzumab

adjuvant therapy: a combined review of cardiac data from the National Surgical Adjuvant breast and Bowel Project B-31 and the North Central Cancer Treatment Group N9831 clinical trials. J Clin Oncol. 2010;28(21):3416–21. https://doi.org/10.1200/JCO.2009.23.6950.

[6] Yu AF, Yadav NU, Lung BY, et al. Trastuzumab interruption and treatment-induced cardiotoxicity in early HER2–positive breast cancer. Breast Cancer Res Treat. 2015;149:489–95.

病例 7 利妥昔单抗、多柔比星或癌症诱发的心动过速

Rituximab, Doxorubicin or Cancer Induced Tachycardia

郑亚兵 **译** 曲 尧 **校**

【病例资料】

患者，女性，60 岁，为滤泡性淋巴瘤 Ⅲ 期，因颈部巨大淋巴结接受氟达拉滨和利妥昔单抗治疗，后续行利妥昔单抗、环磷酰胺、多柔比星、长春新碱和泼尼松龙（R-CHOP 方案）化疗 6 个疗程。患者主诉曾多次发生心悸，尤其是化疗第一个疗程后的第一天，随访的动态心电图显示有多次症状性非持续性室性心动过速（non-sustained ventricular tachycardia，NSVT）（图 7-1）。

实验室检查显示电解质正常。心电图（electrocardiogram，ECG）显示无缺血性改变，QT 间期正常。超声心动图显示左心室大小、收缩功能和室壁厚度正常，无局部室壁运动异常。Ⅰ/Ⅳ 级舒张功能障碍（异常舒张充盈模式），充盈压力正常。左心室射血分数（left ventricular

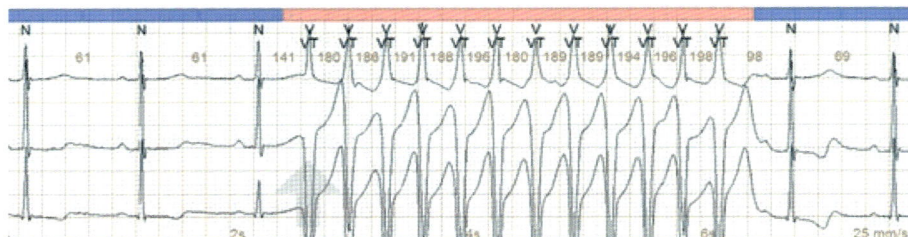

▲ 图 7-1 动态心电图显示非持续性室性心动过速（NSVT）

ejection fraction，LVEF）63%，整体纵向应变（global longitudinal strain，GLS）为 –20%，无明显瓣膜异常，左心房容积指数为 32.4ml/m^2，正常范围。心肌灌注扫描未显示缺血迹象。

患者随后开始每天服用美托洛尔 25mg，一日 2 次，并接受了含利妥昔单抗的第 2 个疗程化疗，这次是在远程监测下进行的，监测显示并无心律失常发生。在美托洛尔的保驾护航下，患者顺利完成了 6 个疗程的 R-CHOP 化疗方案，并继续美托洛尔和利妥昔单抗维持治疗 2 年。期间随访的动态心电图显示有一些短暂的无症状性室上性心动过速发生，但没有出现 NSVT。在完成利妥昔单抗维持治疗后，患者的淋巴瘤病情得到明显缓解，随后停用美托洛尔，后续随访显示并无明显血流动力学或症状性心律失常复发。

很难区分这些 NSVT 的发作是由多柔比星、利妥昔单抗或癌症单因素引起的抑或是这些因素协同作用引起的。

左心室功能不全是多柔比星诱发心律失常的主要原因。但在多柔比星化疗的早期阶段，就已经观察到并报道了心电图变化和各种心律失常。

【临床精粹】[1-5]

1. 据报道在利妥昔单抗输注过程中，心律失常的发生率不到 1%[1]。

2. 对于出现明显临床心律失常的患者，应考虑在输液期间和输液后进行心脏监护。

3. 有病例报告显示输注利妥昔单抗易导致心律失常，包括房颤和多形性室性心动过速[1, 2]。

4. 利妥昔单抗的使用与远期心脏毒性无关。

5. 循环淋巴细胞计数高（> 5000/μl）和有器质性心脏病患者利妥昔单抗的输注速度不建议超过 50mg/h[3]。

6. 由于与癌症相关的炎症和代谢变化，任何类型的癌症患者都可能出现心律失常[4, 5]。

7. 肥胖和饮酒是导致癌症和心律失常的共同危险因素。

参考文献

[1] Poterucha JT, Westberg M, Nerheim P, Lovell JP. Rituximab-induced polymorphic ventricular tachycardia. Tex Heart Inst J. 2010;37(2):218–20.

[2] Zamorano JL, Lancellotti P, Rodriguez Muñoz D, et al. 2016 ESC Position Paper on cancer treatments and cardiovascular toxicity developed under the auspices of the ESC Committee for Practice Guidelines: the Task Force for cancer treatments and cardiovascular toxicity of the European Society of Cardiology (ESC) [published correction appears in Eur Heart J. 2016 Dec 24]. Eur Heart J. 2016;37(36): 2768–801.

[3] Millward PM, Bandarenko N, Chang PP, et al. Cardiogenic shock complicates successful treatment of refractory thrombotic thrombocytopenia purpura with rituximab.

Transfusion. 2005;45(9):1481–6. https://doi.org/10.1111/j.1537–2995.2005.00560.

[4] Ostenfeld EB, Erichsen R, Pedersen L, Farkas DK, Weiss NS, Sørensen HT. Atrial fibrillation as a marker of occult cancer. PLoS One. 2014;9(8):e102861.

[5] Buza V, Rajagopalan B, Curtis AB. Cancer treatment–induced arrhythmias. Circul Arrhyth Electrophysiol. 2017;10(8)

病例 8 卡非佐米所致的射血分数降低的心力衰竭
Carfilzomib (CFZ) Induced Heart Failure with Reduced Ejection Fraction

郑亚兵 **译** 邵 群 **校**

【病例资料】

患者，女性，63岁，4年前诊断为λ轻链骨髓瘤，伴有急性肾损伤，需要血液透析治疗。患者的心血管危险因素包括控制良好的高血压。患者接受了环磷酰胺＋硼替佐米＋地塞米松（CyBorD）化学治疗12个疗程。治疗后肾功能也得到明显改善，无须持续的血液透析治疗。2年后患者出现左股骨骨折，骨髓穿刺活检证实为多发性骨髓瘤复发。

随后患者开始使用来那度胺、地塞米松和卡非佐米（Carfilzomib，CFZ）治疗。两周后，她因呼吸急促、双肺湿啰音和凹陷性水肿被紧急送往急诊室。胸部X线检查显示肺淤血。心电图与基线心电图相比没有明显变化。两次肌钙蛋白检测（间隔8h）均呈阴性，超声心动图显示LVEF为32%。随后患者开始接受心力衰竭指南指导的药物治疗

（guideline-directed medical therapy，GDMT），并停止使用 CFZ，3 个月后，LVEF 改善至 52%。

【临床精粹】[1-6]

1. 据报道，约 7% 的使用 CFZ 的患者会出现药物诱发的射血分数降低的心力衰竭，尤其是在治疗的前 3 个月内。但它不呈剂量依赖性，也与输注时间无关 [1, 2]。

2. 如果立即终止 CFZ 的治疗，其诱发的心力衰竭在很大程度上是可逆的，但进展迅速的致命性心力衰竭也有报道 [1]。

3. 对于高危患者，应考虑将基线心电图、经胸超声心动图作为常规检查。

4. 积极治疗高血压。

5. 应考虑对患者进行健康教育和安排远程家庭护理，包括每日测量体重。

6. 如果症状恶化，应考虑重复进行超声心动图检查 [3, 4]。

7. 在诊断 CFZ 诱发的心力衰竭之前，应排除冠状动脉疾病。

8. 出现心脏毒性迹象时，停用 CFZ 的阈值必须很低 [2, 4]。

9. 据报道，即使给药 1 天，也会出现心力衰竭，甚至因心搏骤停而死亡 [2, 4]。

10. 既往有心血管疾病是 CFZ 导致心脏毒性的危险因素 [5, 6]。

参 考 文 献

[1] Takakuwa T, Otomaru I, Araki T, et al. The first autopsy case of fatal acute cardiac failure after administration of carfilzomib in a patient with multiple myeloma. Case reports in hematology. 2019;(5)2019–24.

[2] Siegel DS, Martin T, Wang M, et al. A phase 2 study of single-agent carfilzomib (PX-171–003–A1) in patients with relapsed and refractory multiple myeloma. Blood. 2012;120(14):2817–25. https://doi.org/10.1182/blood-2012– 05– 425934.

[3] Grandin EW, Ky B, Cornell RF, Carver J, Lenihan DJ. Patterns of cardiac toxicity associated with irreversible proteasome inhibition in the treatment of multiple myeloma. J Card Fail. 2015;21(2):138–44.

[4] Waxman AJ, Clasen S, Hwang WT, Garfall A, Vogl DT, Carver J, O'Quinn R, Cohen AD, Stadtmauer EA, Ky B, Weiss BM. Carfilzomib-associated cardiovascular adverse events: a systematic review and meta-analysis. JAMA Oncol. 2018;4(3):e174519. Epub 2018 Mar 8. PMID: 29285538; PMCID: PMC5885859. https://doi.org/10.1001/jamaoncol.2017.4519.

[5] Dimopoulos MA, Roussou M, Gavriatopoulou M, Psimenou E, Ziogas D, Eleutherakis-Papaiakovou E, Fotiou D, Migkou M, Kanellias N, Panagiotidis I, Ntalianis A, Papadopoulou E, Stamatelopoulos K, Manios E, Pamboukas C, Kontogiannis S, Terpos E, Kastritis E. Cardiac and renal complications of carfilzomib in patients with multiple myeloma. Blood Adv. 2017;1(7):449–54. PMID: 29296960; PMCID: PMC5738981. https://doi.org/10.1182/bloodadvances.2016003269.

[6] Cornell RF, Ky B, Weiss BM, Dahm CN, Gupta DK, Du L, Carver JR, Cohen AD, Engelhardt BG, Garfall AL, Goodman SA, Harrell SL, Kassim AA, Jadhav T, Jagasia M, Moslehi J, O'Quinn R, Savona MR, Slosky D, Smith A, Stadtmauer EA, Vogl DT, Waxman A, Lenihan D. Prospective study of cardiac events during proteasome inhibitor therapy for relapsed multiple myeloma. J Clin Oncol. 2019;37(22):1946–55. Epub 2019 Jun 12. PMID: 31188726. https://doi.org/10.1200/JCO.19.00231.

病例 9 免疫检查点抑制剂心血管毒性
Immune Checkpoint Inhibitor Cardiovascular Toxicities

黄 平 译　邵 群 校

【病例资料】

患者，女，58 岁，6 年前诊断为转移性非小细胞肺腺癌，接受手术，同时行放疗，剂量 30Gy/10F，顺铂联合依托泊苷化疗，并予培美曲塞维持治疗。

2 年后，患者出现肺、肝转移，接受纳武利尤单抗（Nivolumab，抗程序性细胞死亡受体 1 或抗 PD-1 抗体）一线姑息性免疫治疗，临床疗效良好，耐受性可。

患者曾发生过一次晕厥，无前驱症状，被发现时候为坐位姿势。体格检查无明显异常，亦无体位性低血压。

心电图显示窦性心律，新出现的双束支传导阻滞（右束支传导阻滞与左前分支传导阻滞）。

患者无贫血，促甲状腺激素（TSH）正常，但伴有肌钙蛋白和 B 型利钠肽（brain natriuretic peptide，BNP）升高。鉴于新发的心电图改变、出现晕厥、肌钙蛋白升高，诊断为免疫检查点抑制剂相关心肌炎，停用纳武利尤单抗。冠状动脉造影显示冠状动脉正常。

超声心动图显示左心室大小和壁厚正常。左心室射血分数轻度下降，为 50%，右心室大小和功能大致正常。有轻度主动脉瓣反流和轻度二尖瓣反流。心脏磁共振（cardiovascular magneticresonance，CMR）检查证实心肌炎。

患者开始静脉注射大剂量甲泼尼龙（1000mg/d，连续 3 天），后逐渐减量，肌钙蛋白水平迅速下降，射血分数也得到了改善。在随访中，从心血管角度来看，患者情况良好。但患者未重新启用纳武利尤单抗。

【临床精粹】

1. 免疫检查点抑制剂相关心肌炎的发生率为 0.06%～2.4%。在 81% 病例中，其发病时间为首次用药的 3 个月内，甚至可以发生在 1～2 次免疫治疗后[1]。

2. 心脏毒性表现包括急性冠脉综合征、动脉粥样硬化进展、新发心力衰竭甚至心源性休克和慢性心力衰竭。心包疾病、复发性心包和胸腔积液、Takotsubo 心肌病、静脉血栓栓塞、传导异常、心律失常、晕厥甚至心源性猝死也有报道。

3. 危险因素

(1) 免疫检查点抑制剂（immune checkpoint inhibitor，ICI）治疗与其他具有心脏毒性的药物的联合应用，如联合使用蒽环类药物。

(2) 潜在的心血管疾病或自身免疫性疾病可能是一个危险因素，但是 LVEF 降低不是判断心脏毒性的必备条件。

(3) ICI 相关性骨骼肌炎。

(4) 遗传因素。

4. 在纳武利尤单抗 + 伊匹单抗（Ipilimumab）联合治疗的患者中，心肌炎的发生率高于单用纳武利尤单抗（0.27% vs. 0.06%）。

ICI 相关性心肌炎

（一）诊断 [1-4]

心肌炎筛查的作用尚不清楚，基线建议行心电图和血清肌钙蛋白测定。如果怀疑 ICI 引起的心脏毒性，应停止 ICI 治疗。图 9-1 诊断流程路总结了接受免疫检查点抑制剂治疗的患者诊断 ICI 相关性心肌炎的总体证据和专家的推荐方法 [1-4]。

1. 在无症状的病例中，如果确诊心肌炎，则应检测血清血沉率、C 反应蛋白、C_3 和 C_4。

2. 肌钙蛋白：心肌炎时几乎总是升高。

3. 心电图（ECG）：结果是非特异性的。新发的心电图改变或新发的心律失常应视为异常。

4. 超声心动图有助于确定心功能，但不能明确诊断心肌炎。有助于诊断心肌炎的超声表现包括室壁运动异常或 LVEF < 50%。

基线肌钙蛋白，然后每周测量肌钙蛋白
直到 4～6 周
基线 BNP
基线心电图
基线经胸心脏超声

症状

有

无

行 CMR 和心导管检查
术 ± 心内膜心肌活检

如果肌钙蛋白升高且无其他
可识别原因行 CMR；如果肌
钙蛋白明显升高，则应行心
导管检查术并行 EMB

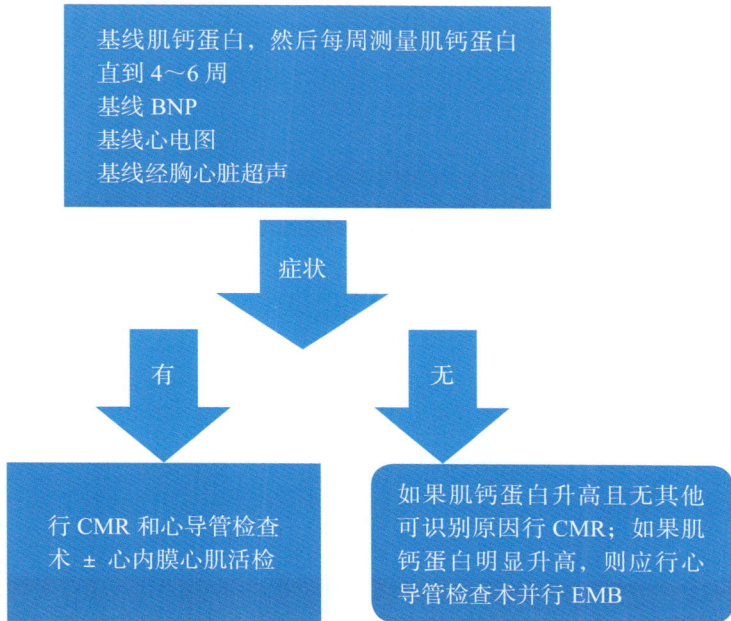

▲ 图 9-1　诊断流程路总结了接受免疫检查点抑制剂治疗患
者诊断 ICI 相关性心肌炎的总体证据和专家的推荐方法 [1-4]
CMR. 心血管磁共振成像；EMB. 心内膜心肌活检

5. Awadalla M. 等 最 近 在《 美 国 心 脏 病 学 会 杂 志 》(*Journal of American College of Cardiology*) 上发表的一项研究表明，免疫检查点抑制剂心肌炎患者的 GLS 下降。该研究还表明，在随访期间，低 GLS 患者发生严重心脏不良事件（major adverse cardiac events，MACE）的风险更高 [5]。

6. 最具有诊断价值的影像学检查手段为 CMR。

7. 心内膜心肌活检（endomyocardial biopsy，EMB）是诊断的金标准。在经验丰富的中心，该项技术主要并发症风险＜ 1%。为减少假阴性，应至少采集 6 个不同的标本。由于 CMR 对心肌炎的诊断具有可接受的敏感性和特异性；因此，无须常规进行心内膜活检，尤其是在病情不稳定的患者或存在严重血小板减少症的情况下。组织学表现主要是 T 细胞为主的淋巴细胞浸润，类似于心脏移植患者的急性同种异体排斥反应。

8. ICI 心肌炎的诊断主要是基于对心肌炎的怀疑程度进行的排除性诊断。

（二）分级 [6–10]

1. G_1：亚临床心肌炎（肌钙蛋白 / 肌酸激酶 /BNP 异常或心电图异常）。

2. G_2：轻度症状、异常肌钙蛋白 / 肌酸激酶 /BNP 和异常心电图。

3. G_3：症状和临床稳定的病例（具有肌钙蛋白 / 肌酸激酶 /BNP 异常和 ECG 异常、LVEF ＜ 50% 或超声心动图上的室壁运动异常、心脏 MRI 诊断或考虑）。

4. G_4：失代偿性不稳定患者、危及生命的疾病状态，伴随超声心动图异常、CMR 异常、肌钙蛋白 / 肌酸激酶 /BNP 升高、心电图异常。

（三）处理

1. 对于所有分级的并发症（包括肌钙蛋白无症状孤立性升高），均建议暂停免疫检查点抑制剂治疗 [11]。

2. 目前，没有一致的处理方案；对于所有级别的毒性反应，均应尽早给予大剂量皮质类固醇激素［静脉或口服类固醇激素 1mg/(kg·d)］，并在至少 4～6 周内逐渐减少。最近发表在《循环》（*Circulation*）期刊上的一项研究表明，皮质类固醇激素的早期快速和较高起始剂量治疗（例如，静脉注射甲泼尼龙 1000mg/d，与左心室功能的快速恢复和 MACE 发生率的减少有关 [11, 12]。

3. 如果对大剂量皮质类固醇没有即刻反应，则应考虑使用抗排斥冲击剂量的皮质类固醇（甲泼尼龙 1000mg/d），可考虑加用英夫利昔单抗（Infliximab）、抗胸腺细胞球蛋白（Antithymocyte Globulin，ATG）、麦考酚酸酯（Mycophenolate）或阿巴西普（Abatacept）。发表在《新英格兰医学杂志》（*New England Journal of Medicine*）上的一篇病例报道显示，阿巴西普（批准用于风湿性疾病患者）成功治疗了由免疫检查点抑制剂诱发的严重糖皮质激素难治性心肌炎，表明阿巴西普可导致正常免疫反应失活[13, 14]。

4. 在出现症状和血流动力学不稳定的情况下，患者需要入住 CCU 并转运到心脏移植机构。

（四）再次使用免疫检查点抑制剂

1. 有报道显示，一名纳武利尤单抗心肌炎患者再次给予不同的免疫检查点抑制剂帕博利珠单抗（Pembrolizumab），在首次用药 2 周后出现了更严重的心力衰竭[9]。

2. 美国临床肿瘤学会指南建议，出现 2 级或以上毒性时，应永久停止免疫检查点抑制剂治疗[12, 13, 15]。

参考文献

[1] Ganatra S, Neilan TG. Immune checkpoint inhibitor associated myocarditis. Oncologist. 2018;23:518–23.

[2] Mahmood SS, Fradley MG, Cohen JV, Nohria A, Reynolds KL, Heinzerling LM, et al. Myocarditis in patients treated with immune checkpoint inhibitors. J Am Coll Cardiol. 2018;71(16):1755–64.

[3] Moslehi JJ, Salem JE, Sosman JA, Lebrun-Vignes B, Johnson DB. Increased reporting of

fatal immune checkpoint inhibitor-associated myocarditis. Lancet. 2018;391(10124):933.

[4] Johnson DB, Balko JM, Compton ML, et al. Fulminant myocarditis with combination immune checkpoint blockade. N Engl J Med. 2016;375:1749–55.

[5] Awadalla M, Mahmood SS, Groarke JD, Hassan MZO, Nohria A, Rokicki A, et al. Global longitudinal strain and cardiac events in patients with immune checkpoint inhibitor-related myocarditis. J Am Coll Cardiol. 2020;75:467–78.

[6] Palaskas N, Lopez-Mattei J, Durand JB, Iliescu C, Deswal A. Immune Checkpoint inhibitor myocarditis: pathophysiological characteristics, diagnosis, and treatment. J Am Heart Assoc. 2020;9(2):e013757. doi:https://doi.org/10.1161/JAHA.119.013757. Heinzerling et al., Journal for Immunotherapy of Cancer, 2017;29, 136–144.

[7] Varricchi G, Galdiero MR, Marone G, Criscuolo G, Triassi M, Bonaduce D, Marone G, Tocchetti CG. Cardiotoxicity of immune checkpoint inhibitors. ESMO Open. 2017;26;2(4):e000247.

[8] Moslehi JJ. Immune checkpoint inhibitor-associated cardiotoxicities: Learning from mice and humans [abstract]. In: Proceedings of the AACR Special Conference on Tumor Immunology and Immunotherapy, Boston, MA, 2019 Nov 17–20. Philadelphia, PA: AACR; Cancer Immunol Res 2020;8(3 Suppl):Abstract nr IA10.

[9] Tajmir-Riahi A, Bergmann T, Schmid M, Agaimy A, Schuler G, Heinzerling L. Life-threatening autoimmune cardiomyopathy reproducibly induced in a patient by checkpoint inhibitor therapy. J Immunother. 2018;41:35–8.

[10] Behling J, Kaes J, Munzel T, Grabbe S, Loquai C. New-onset third-degree atrioventricular block because of autoimmune-induced myositis under treatment with anti-programmed cell death-1 (nivolumab) for metastatic melanoma. Melanoma Res. 2017;27:155–8.

[11] Brahmer JR, Lacchetti C, Schneider BJ, et al. Management of immune-related adverse events in patients treated with immune checkpoint inhibitor therapy: American Society of Clinical Oncology Clinical Practice Guideline. J Clin Oncol. 2018;36:1714–68.

[12] Zhang L, Zlotoff DA, Awadalla M, Mahmood SS, Nohria A, Hassan MZO, et al. Major adverse cardiovascular events and the timing and dose of corticosteroids in immune checkpoint inhibitor-associated Myocarditis. Circulation. 2020;141(24):2031–4. Epub 2020 Jun 15. PMID: 32539614; PMCID: PMC7301778. https://doi.org/10.1161/CIRCULATIONAHA.119.044703.

[13] Geraud A, Gougis P, Vozy A, et al. Clinical pharmacology and interplay of immune

checkpoint agents: a Yin-Yang balance. Annu Rev Pharmacol Toxicol. 2020; [Epub ahead of print].

[14] Salem JE, Allenbach Y, Vozy A, Brechot N, Johnson DB, Moslehi JJ, Kerneis M. Abatacept for severe immune checkpoint inhibitor-associated myocarditis. N Engl J Med. 2019;380(24):2377–9.

[15] https://www.acc.org/latest-in- cardiology/ articles/2020/10/30/15/06/ diagnosis-and-treatment- of- immune- checkpoint- inhibitor- associated- myocarditis- and- acs? utm_ medium=social&utm_ source=twitter_post&utm_campaign=twitter_post

病例 10 雄激素剥夺疗法所致的心脏毒性
Androgen Deprivation Therapy Cardiotoxicity

沈夏波 译 邵 群 校

【病例资料】

患者，男性，63 岁，患有转移性前列腺癌，对雄激素去势治疗敏感，因此接受每 3 个月一次的戈舍瑞林（Goserelin）治疗，既往有严重的高血压和高脂血症，否认明显的心血管疾病相关症状。

体格检查，患者一般情况可，意识清醒，定位能力良好。血压130/85mmHg，心率 74 次 / 分，血氧饱和度 96%。肺部呼吸音清，未闻及杂音。第 1 心音（S_1）和第 2 心音（S_2）正常，未闻及杂音。因为患者初始的 Gleason[1] 分级为 8，并且在开始治疗后的 7 个月内前列腺特异抗原（prostate specific antigen，PSA）增长了 1 倍，所以接受了雄激素受体拮抗药——阿帕鲁胺（Apalutamide）的治疗。在阿帕鲁胺治疗 2 周后，患者出现了胸痛和呼吸短促症状。

超声心动图检查显示左心室射血分数（LVEF）为 46%。冠状动脉造影显示冠状动脉中度弥漫性病变，但无明显血管阻塞。

患者后续接受了 β 受体拮抗药、阿司匹林（Aspirin）和雷米普利（Ramipril）治疗。

该心脏事件可能是由阿帕鲁胺和 ADT 导致的，这些药物都具有潜在的心脏毒性。患者对阿帕鲁胺有很好的治疗反应，最近的 PSA 降至 0.15μg/L。患者在出现射血分数中间值心力衰竭（heart failure with mid-range ejection fraction，HFmrEF）后接受了针对性药物调整，后续复查超声心动图显示左心室收缩功能有所改善。

【临床精粹】

1. ADT 治疗的风险

(1) ADT 会增加患糖尿病和心血管疾病发生的风险，但不会显著增加心血管疾病死亡的风险。阿帕鲁胺可能会增加高血压的风险 [2-5]。

(2) 也有 ADT 治疗增加血栓栓塞性疾病（肺栓塞、动脉栓塞和深静脉血栓形成）风险的报道 [6, 7]。

(3) ADT 可延长 QT/QTc 间期（阿帕鲁胺为中度风险）[8]。

2. 在以下患者中观察到的心血管事件风险较高。

(1) 既往出现过 2 次或 2 次以上的心血管疾病事件。

(2) 在 ADT 开始后的前 6 个月内。

3. 强烈建议患者积极管理高脂血症、高血压、糖尿病 [9] 和戒烟，以及每周进行 3h 及以上的有氧运动 [7]。

4. 与其他形式的 ADT 相比，接受促性腺激素释放激素（gonadotropin-releasing hormone，GnRH）拮抗药治疗的患者患心血管疾病的风险可能更低。表 10-1 总结了不同 ADT 药物及其作用机制，表 10-2 总结了不同类型 ADT 的主要不良反应 [10, 11]。

表 10-1　不同 ADT 药物及其作用机制

GnRH 激动药	亮丙瑞林（Leuprolide）
	戈舍瑞林（Goserelin）
GnRH 拮抗药	地加瑞克（Degarelix）
17α- 羟化酶抑制药	阿比特龙（Abiraterone）
雄激素受体拮抗药	阿帕鲁胺（Apalutamide）

表 10-2　不同类型 ADT 的主要不良反应

阿比特龙	● 体液潴留
	● 高血压
	● 心律失常
	● 需要至少每月密切监测患者血压、血钾和体液潴留情况
	● 可能会增加卡维地洛（Carvedilol）和美托洛尔（Metoprolol）的血清浓度
亮丙瑞林	● QT 间期延长
阿帕鲁胺	● 心肌梗死 ● 可能降低替格瑞洛（Ticagrelor）、利伐沙班（Rivaroxaban）、地高辛（Digoxin）和达比加群（Dabigatran）的血清浓度
	● 可能会增加氯吡格雷（Clopidogrel）的血清浓度
	● 对于出现 3 级或 4 级缺血性心血管事件，应考虑停止阿帕鲁胺治疗
	● QTc 间期延长是浓度依赖性的

参考文献

[1] Bostwick DG. Gleason grading of prostatic needle biopsies. Correlation with grade in 316 matched prostatectomies. Am J Surg Pathol. 1994;18(8):796–803.

[2] Iacovelli R, Ciccarese C, Bria E, et al. The cardiovascular toxicity of abiraterone and enzalutamide in prostate cancer. Clin Genitourin Cancer. 2018;16(3):e645–53.

[3] Higano CS. Cardiovascular disease and androgen axis-targeted drugs for prostate cancer. N Engl J Med. 2020;382(23):2257–9.

[4] Nguyen PL, Je Y, Schutz FA, et al. Association of androgen deprivation therapy with cardiovascular death in patients with prostate cancer: a meta-analysis of randomized trials. JAMA. 2011;306(21):2359–66.

[5] Schmitt CA. Urological cancer: heart facts rehabilitate ADT. Nat Rev Clin Oncol. 2012;9(2):68.

[6] Van Hemelrijck M, Adolfsson J, Garmo H, et al. Risk of thromboembolic diseases in men with prostate cancer: results from the population-based PCBaSe Sweden. Lancet Oncol. 2010;11(5):450–8.

[7] Ehdaie B, Atoria CL, Gupta A, et al. Androgen deprivation and thromboembolic events in men with prostate cancer. Cancer. 2012;118(13):3397–406.

[8] Gardner JR, Livingston PM, Fraser SF. Effects of exercise on treatment-related adverse effects for patients with prostate cancer receiving androgen-deprivation therapy: a systematic review. J Clin Oncol. 2014;32(4):335–46.

[9] Keating NL, O'Malley AJ, Freedland SJ, Smith MR. Diabetes and cardiovascular disease during androgen deprivation therapy: observational study of veterans with prostate cancer [published correction appears in J Natl Cancer Inst. 2012 Oct 3;104(19):1518–23]. J Natl Cancer Inst. 2010;102(1):39–46. https:// doi.org/10.1093/jnci/djp404.

[10] Saigal CS, Gore JL, Krupski TL, et al. Androgen deprivation therapy increases cardiovascular morbidity in men with prostate cancer. Cancer. 2007;110(7):1493–500. https://doi.org/10.1002/ cncr.22933.

[11] Smith MR, Saad F, Chowdhury S, Oudard S, Hadaschik B, Graff JN, Olmos D, Mainwaring PN, Lee JY, Uemura H, et al. Apalutamide treatment and metastasis-free survival in prostate cancer. N Engl J Med. 2018;378:1408–18.

病例 11　氟尿嘧啶导致缺血性心脏病患者的心房颤动
5-FU Induced Atrial Fibrillation in the Context of Ischemic Heart Disease

陈俊青　译　　刘　莹　校

【病例资料】

患者，男性，71 岁，诊断为 HER2 阴性转移性胃腺癌，并放置了胃支架。既往行 FOLFOX 方案化疗，因神经毒性停用奥沙利铂，目前予改良的 de Gramont 氟尿嘧啶化疗。既往史有肝脏移植、丙型肝炎和糖尿病。由于心率过快曾 3 次至急诊科就诊。心电图示心房颤动（图 11-1），心率为 160 次 / 分。患者接受维拉帕米 2.5mg 静脉推注，随后恢复为正常的窦性心律。遂开始口服抗凝药物和维拉帕米缓释片 180mg，每天一次。患者再次来到医院，接受下一个疗程的氟尿嘧啶化疗。到急诊科，患者感胸闷，肌钙蛋白升高。体格检查示，血压 142/49mmHg，脉搏 120 次 / 分，不规则，呼吸 16 次 / 分，血氧饱和度为 99%。颈静脉搏动不明显。双肺呼吸音清，未闻及附加音。心音 S_1、

S_2 正常，心律不齐，未闻及杂音。双下肢对称，无水肿。患者成功地进行了电复律。

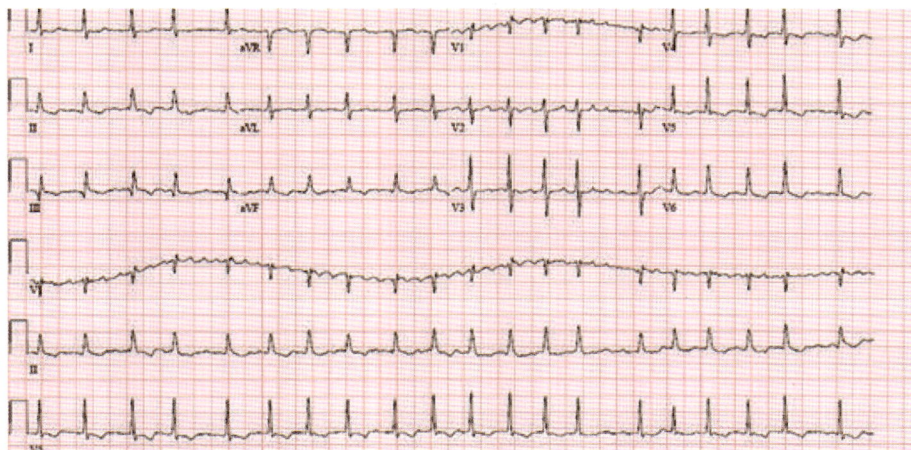

▲ 图 11-1　心房颤动，心率 120 次 / 分

住院期间，考虑到肌钙蛋白升高，以及需要排除缺血或氟尿嘧啶是否为复发性心房颤动的原因，患者接受冠状血管造影，结果显示弥漫性冠状动脉疾病。

冠状动脉前降支中段 80% 狭窄，右冠状动脉近端 80% 狭窄合并远端弥漫性病变。

患者成功地接受前降支中段和右冠状动脉近端的经皮冠状动脉介入治疗。治疗后患者未出现症状性心房颤动复发。

我们认为，患者心房颤动的发生为潜在的并发症与氟尿嘧啶诱发的冠状动脉疾病的综合因素结果。

【临床精粹】

1. 冠状动脉疾病和心房颤动经常如影随形[2]。心房颤动患者中常常合并冠状动脉疾病，17%～46% 心房颤动患者发现冠状动脉疾病。

2. 肿瘤患者发生心房颤动的原因是多因素的，为炎症、癌症的直接作用和抗肿瘤药物的不良反应的综合结果。

3. 许多研究观察到，心房分支（源自右冠状动脉）闭合和心房缺血是新发心房颤动的独立预测因子。氟尿嘧啶诱导的动脉血管收缩使缺血加重，这是心房颤动的主要原因[3]。

4. 氟尿嘧啶使用后发生的心房颤动对抗心律失常药物耐药，应考虑冠状动脉扩张剂与经皮冠状动脉介入治疗[4]。

5. 美国食品药品管理局（FDA）批准尿苷三乙酸酯作为氟尿嘧啶或卡培他滨的解毒剂。适应证包括以下方面[5, 6]。

(1) 早发、危及生命的心脏毒性或中枢神经系统毒性。

(2) 严重的胃肠道毒性和（或）中性粒细胞缺乏。

6. 每日服用卡培他滨和持续输液氟尿嘧啶，都有相同的 3%～9% 的心脏毒性风险（卡培他滨、奥沙利铂和贝伐单抗联合治疗的患者发生率更高，心脏毒性约 12%）[7]。

7. 心脏毒性表现包括急性冠状动脉综合征、弥漫性胸痛、一过性无症状性心动过缓、心律失常（如心房颤动）、急性肺水肿、心搏骤停和心包炎[8]。

8. 氟尿嘧啶静脉推注方案的不良反应较静脉输注方案要少（前者

心脏毒性发生率为 1.6%～3%，连续输注 5 天或者更长时间的心脏毒性发生率为 2%～18%）[9]。

9. 氟尿嘧啶心脏毒性的危险因素包括年龄较大、伴随放射治疗、其他心脏毒性化疗药物暴露和基础心脏病，但现有数据相互矛盾，不足以肯定支持治疗或拒绝治疗[10]。

10. 时间轴：心脏毒性最常发生在第 1 个疗程，主要发生在输液后的前 12h（范围 3～18h）[11]。

11. 对于大多数疑似氟尿嘧啶引起胸痛的患者，需要诊断性冠状动脉造影来排除另一个伴随的疾病急性冠脉综合征。

12. 氟尿嘧啶引起的心脏毒性不依赖于剂量。

13. 应监测 QTc 间期。使用卡培他滨的患者存在高风险，有报道卡培他滨治疗引起的 QT 间期延长发生率＞ 10%[12]。

【再挑战】

如果不能改用非氟尿嘧啶化疗方案或评估氟尿嘧啶治疗癌症的获益大于心脏毒性风险，那么采取以下预防措施下，可以考虑重新挑战使用氟尿嘧啶。

1. 应从患者那里获得详细的知情同意。建议在药物输注期间对住院患者行持续心电图监测并仔细观察[13]。

2. 建议至少预防性使用阿司匹林和钙通道阻滞剂（地尔硫䓬起始剂量 90mg 每日 2 次，如果耐受，加量至 180mg 每日 2 次）以及硝酸酯类（根据血压硝酸异山梨酯调整至最高剂量）48h。

3. 如果发生任何症状或者体征的急性心脏事件，应立即停止使用氟尿嘧啶[14, 15]。

4. 考虑到肾上腺素能状态增加（如疼痛、焦虑）的情况下非对抗性 α 受体激活，应避免使用 β 受体拮抗药[16, 17]。

参考文献

[1] de Gramont A, Krulik M, Cady J, Lagadec B, Maisani JE, Loiseau JP, Grange JD, Gonzalez-Canali G, Demuynck B, Louvet C. High-dose leucovorin and 5–fluorouracil bolus and infusion in advanced colorectal cancer. Eur J Clin Oncol. 1988;24:1499–503.

[2] Michniewicz E, Mlodawska E, Lopatowska P, Tomaszuk-Kazberuk A, Malyszko J. Patients with atrial fibrillation and coronary artery disease—double trouble. Adv Med Sci. 2018;63:30–5.

[3] Alasady M, Abhayaratna W, Leong DP, Lim HS, Abed HS, Brooks AG, et al. Coronary artery disease affecting the atrial branches is an independent determinant of atrial fibrillation after myocardial infarction. Heart Rhythm. 2011;8:955–60.

[4] Insights into onco-cardiology: atrial fibrillation in cancer. J Am Coll Cardiol. 2014;63:945–53. https://www.sciencedirect.com/ science/article/pii/S0735109713063559

[5] Kondo Y, Kobayashi Y. New-onset atrial fibrillation after atrial ischemia. J Arrhythm. 2019;35(6):863–4. https://doi.org/10.1002/ joa3.12233.

[6] Moriyama S, Yokoyama T, Irie K, et al. Atrial fibrillation observed in a patient with esophageal cancer treated with fluorouracil. J Cardiol Cases. 2019;20(5):183–6. https:// doi. org/10.1016/j.jccase.2019.08.005.

[7] Zamorano JL, Lancellotti P, Rodriguez Muñoz D, Aboyans V, Asteggiano R, Galderisi M. 2016 ESC Position Paper on cancer treatments and cardiovascular toxicity developed under the auspices of the ESC Committee for Practice Guidelines. Eur Heart J. 2016;37:2768–801.

[8] Labianca R, Beretta G, Clerici M, Fraschini P, Luporini G. Cardiac toxicity of 5–fluorouracil: a study on 1083 patients. Tumori. 1982;68(6):505–10.

[9]　Anand AJ. Fluorouracil cardiotoxicity. Ann Pharmacother. 1994;28(3):374–8.

[10]　Gaveau T, Banzet P, Marneffe H, Viars P. Trobules cardio-vasculaires au cours d'infections d'anti-mitotiques à fortes doses. 30 observations cliniques [Cardiovascular disorders in the course of antimitotic infusions at high doses. 30 clinical cases]. Anesth Analg (Paris). 1969;26(3):311–27.

[11]　Saif MW, Shah MM, Shah AR. Fluoropyrimidine-associated cardiotoxicity: revisited. Expert Opin Drug Saf. 2009;8(2):191–202. https://doi.org/10.1517/14740330902733961.

[12]　Jensen SA, Hasbak P, Mortensen J, Sørensen JB. Fluorouracil induces myocardial ischemia with increases of plasma brain natriuretic peptide and lactic acid but without dysfunction of left ventricle. J Clin Oncol. 2010;28(36):5280–6. https://doi. org/10.1200/JCO.2009.27.3953.

[13]　Tsibiribi P, Descotes J, Lombard-Bohas C, et al. Cardiotoxicity of 5–fluorouracil in 1350 patients with no prior history of heart disease. Bull Cancer. 2006;93(3):E27–30.

[14]　Lestuzzi C, Vaccher E, Talamini R, et al. Effort myocardial ischemia during chemotherapy with 5–fluorouracil: an underestimated risk. Ann Oncol. 2014; 25(5):1059–64. https://doi. org/10.1093/annonc/mdu055.

[15]　Kwakman JJ, Simkens LH, Mol L, Kok WE, Koopman M, Punt CJ. Incidence of capecitabine-related cardiotoxicity in different treatment schedules of metastatic colorectal cancer: a retrospective analysis of the CAIRO studies of the Dutch Colorectal Cancer Group. Eur J Cancer. 2017;76:93–9.

[16]　Polk A, Vaage-Nilsen M, Vistisen K, Nielsen DL. Cardiotoxicity in cancer patients treated with 5–fluorouracil or capecitabine: a systematic review of incidence, manifestations and predisposing factors. Cancer Treat Rev. 2013;39(8):974–84.

[17]　de Forni M, Malet-Martino MC, Jaillais P, et al. Cardiotoxicity of high-dose continuous infusion fluorouracil: a prospective clinical study. J Clin Oncol. 1992;10(11):1795–801. https://doi. org/10.1200/JCO.1992.10.11.1795.

病例 12　顺铂导致的急性冠脉综合征
Cisplatin Induced Acute Coronary Syndrome

王　蓉　译　　刘　莹　校

【病例资料】

患者，男性，35 岁，表现为右侧睾丸无痛性肿胀，阴囊超声显示边界清晰的无囊性区的低回声病变，诊断为睾丸生殖细胞癌（testicular germ-cell cancer，TGCC）ⅡB 期。患者不吸烟，没有其他心血管危险因素，体重指数为 28kg/m²，接受了 4 个疗程的 BEP（博来霉素、依托泊苷和顺铂）方案治疗。在第 4 个疗程化疗后 10 天，因在休息时出现严重的进行性胸骨后疼痛至急诊室就诊。体格检查示患者的血压为 163/100mmHg，心率为 123 次 / 分，心脏检查提示第一心音（S_1）、第二心音（S_2）、第三心音（S_3）均正常，肺部听诊双侧肺底可闻及细湿啰音，双下肢对称，无水肿。心电图显示胸前导联明显的 ST 段压低 [Wellens 综合征，图 13–1 表现为胸前导联的 T 波深倒置，是冠状动脉左前降支（left anterior descending，LAD）近端狭窄的特征性表现[1]]。冠状动脉造影显示左前降支（LAD）动脉近端狭窄 95%。患者接受了血

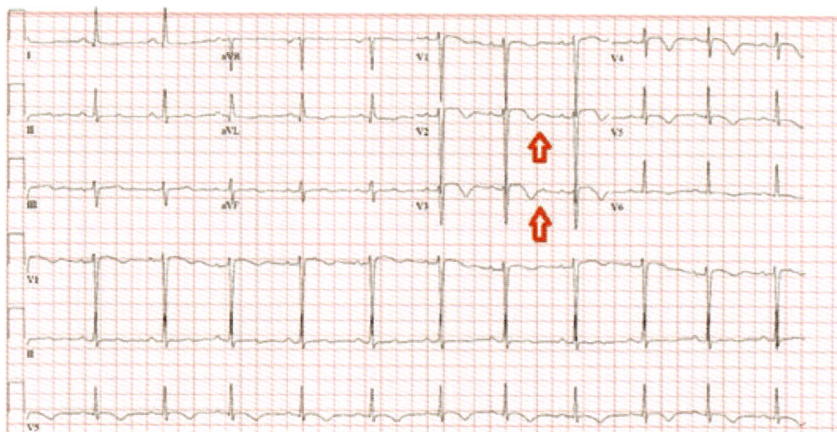

▲ 图 13-1　红色箭显示 T 波深倒置，Wellens 综合征

栓抽吸术治疗，并植入了药物洗脱支架。

【临床精粹】

1. 使用顺铂的血管事件风险更高 [2]。

(1) 使用顺铂的累积剂量较高和接受过放射治疗（radiation therapy，RT）。

(2) 体重指数 > 25kg/m^2，并且存在其他心血管危险因素，如吸烟、高血压、高脂血症和糖尿病。

2. 深静脉血栓形成和肺栓塞的发生率增加 [3]。

(1) 体表面积 > 1.9m^2。

(2) 乳酸脱氢酶（lactate dehydrogenase，LDH）升高。

3. 顺铂引起血管事件的机制：内皮依赖性血管舒张功能受损和急

性冠状动脉血栓形成。

4. 顺铂的其他不良反应[4, 5]

(1) 代谢综合征——推荐密切监测血脂（主要关注低密度脂蛋白是否升高），并积极监测血压。

(2) 接受化疗的患者，如顺铂剂量超过 850mg，则高血压的风险增加。

(3) 有报道认为，胰岛素抵抗和肥胖也是顺铂化疗的不良反应。

参考文献

[1] de Zwaan C, Bär FW, Wellens HJ. Characteristic electrocardiographic pattern indicating a critical stenosis high in left anterior descending coronary artery in patients admitted because of impending myocardial infarction. Am Heart J. 1982;103(4 Pt 2):730–6.

[2] van den Belt-Dusebout AW, Nuver J, de Wit R, et al. Long-term risk of cardiovascular disease in 5–year survivors of testicular cancer. J Clin Oncol. 2006;24(3):467–75.

[3] Fung C, Fossa SD, Milano MT, Sahasrabudhe DM, Peterson DR, Travis LB. Cardiovascular disease mortality after chemotherapy or surgery for testicular nonseminoma: a population-based study. J Clin Oncol. 2015;33(28):3105–15.

[4] Lauritsen J, Hansen MK, Bandak M, et al. Cardiovascular risk factors and disease after male germ cell cancer. J Clin Oncol. 2020;38(6):584–92.

[5] Herrmann J. Vascular toxic effects of cancer therapies. Nat Rev Cardiol. 2020;17:503–22.

病例 13 放射治疗和心脏瓣膜病
Radiotherapy and Valvular Heart Disease

盛李明 **译** 刘莹 **校**

【病例资料】

患者，女性，76 岁，在休息和劳累时均出现了呼吸困难，否认有端坐呼吸、胸痛和晕厥等情况。

心脏相关危险因素包括糖尿病、高脂血症和高血压。

既往病史：12 年前罹患有双侧乳腺癌，伴右侧锁骨上淋巴结转移，接受了双侧乳房切除术，先后进行了两侧胸壁及区域淋巴结的放疗，共计 50 次，否认乳腺癌化疗史。目前暂无明显证据表明乳腺癌复发。

体格检查：一般情况良好，血压 130/80mmHg，双肺呼吸音清，未及明显干湿啰音，第一心音（S_1）正常，第二心音（S_2）有 Ⅲ/Ⅵ 级收缩期杂音，主动脉瓣区较为明显，心尖区舒张期杂音，双下肢大小对称，无水肿。

超声心动图显示主动脉瓣、二尖瓣均增厚和钙化，主动脉瓣中度狭窄（平均压力梯度为 25mmHg，左心室流出道与主动脉瓣速度比为

0.32），重度二尖瓣环钙化、狭窄，平均压力梯度为 13mmHg，心率 82
次 / 分，轻度至中度二尖瓣反流，左心室大小和收缩功能均正常范围，
二尖瓣面积为 $0.8cm^2$。

十二导联心电图显示正常窦性心律，电轴正常，心率为 82 次 / 分，
左心室肥大，偶发性房性早搏。

冠脉造影正常，完成上述检查后患者转到心脏外科 / 心脏瓣膜团队
进行下一步评估并接受可能的治疗。

由于心脏瓣膜钙化面积广泛，手术治疗需要进行大面积的二尖瓣
脱钙和瓣环重建，手术风险大，因此无法进行心脏瓣膜手术治疗。一
年后，患者确诊为中分化肝细胞癌，接受了肝脏病灶射频消融术，目
前正在观察中。

【临床精粹】

1. 急性心包炎

急性心包炎是放射损伤的典型表现，在新的放疗技术出现以来，
这种情况就不太常见，然而放射治疗数年后，由于炎症加重和纤维化，
容易导致缩窄性心包炎，心包的平均照射剂量是最密切相关的危险
因素 [1, 2]。

2. 冠状动脉疾病

通常呈弥漫性，伴有广泛钙化，建议对高危患者进行负荷试验或
心脏冠脉 CT 扫描 [3, 4]。

3. 心肌病

蒽环类化疗药物有增加心肌病的风险[5]。

4. 心脏瓣膜病

可观察到瓣膜纤维化和钙化表现，特别是左侧房室瓣膜（图13-1），有一项研究报道提示，既往放疗对心脏影响的标志是主动脉 - 二尖瓣瓣膜增厚，是心血管手术死亡风险的高危因素[6]。

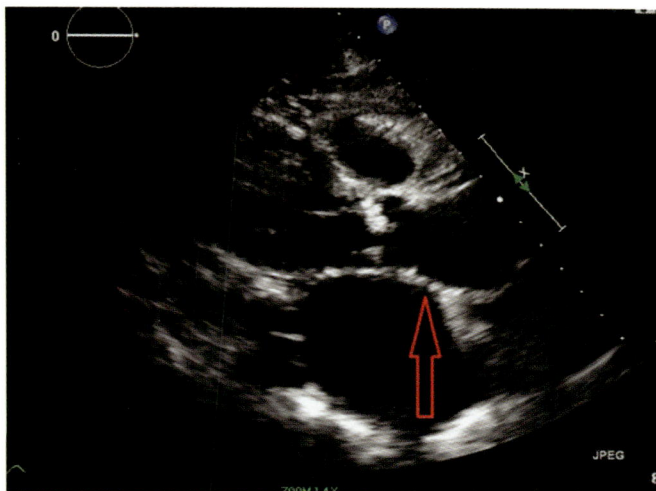

▲ 图 13-1 红色箭显示主动脉 - 二尖瓣瓣膜增厚、钙化，是以往心脏受照射的标志

5. 心脏传导异常

传导系统的纤维化，在治疗后数年或数十年可能诱导心律失常[7]。

6. 心脏没有安全的最低辐射剂量。

7. 时间

心血管事件主要发生在治疗后的前 5 年，但治疗后 20 年风险仍然会持续升高[8]。

8. 高危因素

具有心血管危险因素（高血压、高脂血症、吸烟）和既往心血管疾病病史的患者放疗后发生心脏毒性的风险显著增加 [9]。

参考文献

[1] Moslehi J. The cardiovascular perils of cancer survivorship. N Engl J Med. 2013;368(11):1055–6. PMID: 23484833. https://doi. org/10.1056/NEJMe1215300.

[2] Travis LB, Ng AK, Allan JM, Pui CH, Kennedy AR, Xu XG, Purdy JA, Applegate K, Yahalom J, Constine LS, Gilbert ES, Boice JD Jr. Second malignant neoplasms and cardiovascular disease following radiotherapy. J Natl Cancer Inst. 2012;104(5):357–70. Epub 2012 Feb 6. PMID: 22312134; PMCID: PMC3295744. https://doi. org/10.1093/jnci/djr533.

[3] Giordano SH, Kuo YF, Freeman JL, Buchholz TA, Hortobagyi GN, Goodwin JS. Risk of cardiac death after adjuvant radiotherapy for breast cancer. J Natl Cancer Inst. 2005;97(6):419–24. PMID: 15770005; PMCID: PMC1853253. https://doi.org/10.1093/jnci/dji067.

[4] Plana JC, Galderisi M, Barac A, Ewer MS, Ky B, Scherrer-Crosbie M, et al. Expert consensus for multimodality imaging evaluation of adult patients during and after cancer therapy: a report from the American Society of Echocardiography and the European Association of Cardiovascular Imaging. Eur Heart J Cardiovasc Imaging. 2014;15(10):1063–93. PMID: 25239940; PMCID: PMC4402366. https://doi.org/10.1093/ehjci/jeu192.

[5] Lancellotti P, Nkomo VT, Badano LP, Bergler-Klein J, Bogaert J, Davin L, et al. European Society of Cardiology Working Groups on Nuclear Cardiology and Cardiac Computed Tomography and Cardiovascular Magnetic Resonance; American Society of Nuclear Cardiology; Society for Cardiovascular Magnetic Resonance; Society of Cardiovascular Computed Tomography. Expert consensus for multi-modality imaging evaluation of cardiovascular complications of radiotherapy in adults: a report from the European Association of Cardiovascular Imaging and the American Society of Echocardiography. Eur Heart J Cardiovasc Imaging. 2013;14(8):721–40. Erratum in: Eur Heart J Cardiovasc

Imaging. 2013 Dec;14(12):1217. PMID: 23847385. https://doi. org/10.1093/ehjci/jet123.

[6]　Desai MY, Wu M, Masri A, et al. Increased aorto-mitral curtain thickness independently predicts mortality in patients with radiation-associated cardiac disease undergoing cardiac surgery. Ann Thorac Surg. 2014;97:1348–55.

[7]　Reed GW, Masri A, Griffin BP, Kapadia SR, Ellis SG, Desai MY. Long-term mortality in patients with radiation-associated coronary artery disease treated with percutaneous coronary intervention. Circ Cardiovasc Interv. 2016;9

[8]　Donnellan E, Masri A, Johnston DR, et al. Long-term outcomes of patients with mediastinal radiation-associated severe aortic stenosis and subsequent surgical aortic valve replacement: a matched cohort study. J Am Heart Assoc. 2017;6

[9]　Darby SC, Ewertz M, McGale P, et al. Risk of ischemic heart disease in women after radiotherapy for breast cancer. N Engl J Med. 2013;368:987–98.

病例 14 经紫杉醇联合卡铂第 2 个疗程治疗 2 天后发生的急性冠脉综合征

Acute Coronary Syndrome in a Patient with Lung Cancer 2 Days After Second Cycle of Carboplatin and Paclitaxel

谢艳茹 **译** 刘 莹 **校**

【病例资料】

患者女性，62 岁，行左下肺叶切除术，术后分期 $pT_2N_1M_0$，ⅡB 期，非小细胞肺癌 / 肺腺癌，术后行紫杉醇联合卡铂方案辅助化疗。患者既往有听力损伤和消化道溃疡出血病史。患者第 2 疗程开始化疗 2 天后，出现了恶心、呕吐、疲劳、呼吸急促、左侧胸部剧烈刺痛等不适症状。其中消化道反应较重，呕吐多次。

患者到急诊室就诊时，心电监护提示心动过速，心率 106 次 / 分，律齐，血压 125/94mmHg，呼吸 18 次 / 分，体温 35.7℃。患者未吸氧状态下的血氧饱和度为 100%。血液检查显示血红蛋白 94g/L，血小板计数 60 000/L，血钾 2.6mmol/L，血钠 127mmol/L。肌钙蛋白 I（cardiac troponin I，cTnI）为 0.329ng/ml（正常值＜ 0.012ng/ml）。

患者在急诊室接受了静脉注射（IV）生理盐水，口服氯化钾 80 毫克当量（mEq）和甲氧氯普胺 10mg IV 治疗。

患者心电图提示窦性心律，并伴有 ST 段改变和 T 波异常。之后复查肌钙蛋白水平为 0.319ng/ml（cut-off 值＜ 0.012 ng/ml），考虑发生急性冠脉综合征（acute coronary syndrome，ACS），立即给予阿司匹林 81mg，每日 1 次口服；氢氯吡格雷首次负荷剂量 300mg，之后 75mg 每日 1 次口服；依诺肝素 1mg/kg，每 12 小时 1 次皮下注射；美托洛尔 12.5mg，每日 2 次口服；瑞舒伐他汀 20mg，每日 1 次口服。

治疗后复查血液检查显示血钾 4.6mmol/l，血钠 132mEq/L。

考虑患者因接受化疗诱导呕吐合并低钾血症，是本次发生非 ST 段抬高型心肌梗死（non-ST elevation myocardial infarction，NSTEMI）的诱发因素。

另外，也有紫杉醇诱导的急性冠脉综合征的病例报道，但发生率较低，约为 4%，具体机制未知。这可能也是导致该患者发生非 ST 段抬高型心肌梗死的诱因。

我们对该患者最佳治疗方案进行了讨论。尽管患者目前有中度血小板减少，并且在经皮冠状动脉介入治疗（percutaneous coronary intervention，PCI）时需要使用裸金属支架植入，但我们仍决定对患者进行冠状动脉造影术。

最终患者接受了经皮冠状动脉介入治疗，在左前降支和右冠状动脉行裸金属支架植入治疗，出院时患者病情稳定。出院后密切监测患

metastatic breast cancer. Clin Cancer Res. 2002;8(11):3360–8.

[7] Creager MA. Results of the CAPRIE trial: efficacy and safety of clopidogrel. Clopidogrel versus aspirin in patients at risk of ischaemic events. Vasc Med. 1998;3(3):257–60. https://doi.org/10. 1177/1358836X9800300314.

[8] Urban P, Meredith IT, Abizaid A, et al. Polymer-free drug-coated coronary stents in patients at high bleeding risk. N Engl J Med. 2015;373:2038–47.

[9] Arbuck SG, Strauss H, Rowinsky E, et al. A reassessment of cardiac toxicity associated with Taxol. J Natl Cancer Inst Monogr. 1993;15:117–30.

[10] Herrmann J, Yang EH, Iliescu CA, Cilingiroglu M, Charitakis K, Hakeem A, et al. Vascular toxicities of cancer therapies: the old and the new – an evolving avenue. Circulation. 2016;133:1272–89.

病例 15 依鲁替尼与心律失常
Ibrutinib and Cardiac Arrythmias

曹文明 **译** 刘莹 **校**

【病例资料】

患者，男性，60 岁，表现为心悸，否认胸痛、气促和晕厥，有 2 型糖尿病、持续正压通气治疗阻塞性睡眠呼吸暂停和高血压病史。

患者于 2 年前被诊断为原发性中枢神经系统弥漫性大 B 细胞淋巴瘤，曾接受高剂量甲氨蝶呤化疗和放疗，目前正服用依鲁替尼（Ibrutinib）560mg/d 治疗。

体格检查发现心律不齐，无其他明显异常。

心电图检查提示心房颤动和室性早搏，心率为 66 次 / 分。

心肌灌注扫描正常。超声心动图提示左心室大小和收缩功能正常，射血分数为 55%，无明显影响血流动力学的瓣膜病，左心房容积指数正常。在患者服用胺碘酮后，予 110J 电复律成功，后在小剂量比索洛尔的作用下保持正常窦性心律。由于与依鲁替尼存在相互作用，胺碘酮随后停止使用。

【临床精粹】

1. 依鲁替尼治疗相关性心律失常已有报道。最常见的心律失常是心房颤动，尤其是在依鲁替尼治疗的前 6 个月内，发病率为每 100 人年 3.3 例。还报道了致命性心律失常，如室性心动过速和心室颤动。从依鲁替尼用药开始到心律失常发生的中位时间为 65 天 [1]。

2. 依鲁替尼治疗相关心房颤动的危险因素包括年龄＞ 65 岁、男性、高血压和心房颤动病史 [1]。

3. 需要根据心律失常的风险来评估依鲁替尼治疗的获益。根据 FDA 标签，发生任何 3 级及以上的心脏毒性都需要停药。一旦心律失常恢复至 1 级或正常，可以基线剂量重新给予依鲁替尼。难治性心律失常应考虑减量或停药 [2-4]。

对于任何心律失常，3 级毒性指尽管经过药物治疗或设备控制，但仍有症状和无法控制的心律失常；4 级毒性是危及生命的心律失常，包括充血性心力衰竭、低血压、晕厥和休克；5 级毒性是死亡。

4. 患者需要根据 CHADS65 评分进行抗凝治疗 [4]。

5. 依鲁替尼与因子 Xa 抑制剂［利伐沙班（Rivaroxaban）、阿哌沙班（Apixaban）、依度沙班（Edoxaban）］有中度的相互作用，这些药物应谨慎使用，与达比加群有较大的相互作用。如果患者的肌酐清除率正常，可以考虑使用低分子肝素，因为它已用于一些临床研究。在密切监测 INR（国际标准化比值）时，华法林也是可选方案 [5, 6]。

6. 在依鲁替尼治疗中，也有高血压的报道 [7]。

7. 依鲁替尼治疗的患者，有更高的出血风险 [5, 6]。

8. 依鲁替尼、钙通道阻滞剂和胺碘酮之间有显著的相互作用。控制心率最合适的选择是 β 受体拮抗药，因为相互作用较少。虽然如此，但是卡维地洛和纳多洛尔可能会增加依鲁替尼的血浆浓度。胺碘酮也会升高依鲁替尼的血浆浓度至 6～9 倍 [8, 9]。

9. ⅠB 和 ⅠC 类抗心律失常药与依鲁替尼的相互作用较少 [10]。

10. 心率控制应优于心律控制，因为如果患者仍需使用依鲁替尼，心脏复律后复发率较高。

11. 依鲁替尼可能会增加地高辛的血清浓度。地高辛应在依鲁替尼之前或之后至少 6h 服用，以避免血浆中的毒性水平。

12. 钙通道阻滞剂，如地尔硫䓬和维拉帕米会增加依鲁替尼的血清浓度 [10-12]。

参考文献

[1] Leong DP, Caron F, Hillis C, et al. The risk of atrial fibrillation with ibrutinib use: a systematic review and meta-analysis. Blood. 2016;128:138–40.

[2] Lampson BL, Yu L, Glynn RJ, et al. Ventricular arrhythmias and sudden death in patients taking ibrutinib. Blood. 2017;129:2581–4.

[3] Ganatra S, Sharma A, Shah S, Chaudhry GM, Martin DT, Neilan TG, et al. Ibrutinib-associated atrial fibrillation. JACC Clin Electrophysiol. 2018;4(12):1491–500.

[4] Brown JR, Moslehi J, O'Brien S, et al. Characterization of atrial fibrillation adverse events reported in ibrutinib randomized controlled registration trials. Haematologica. 2017;102:1796–805.

[5] https://www.ccs.ca/images/Guidelines/Guidelines_POS_ Library/2018%20AF%20Update_Supplement_Final.pdf

[6] Yun S, Vincelette ND, Acharya U, Abraham I. Risk of atrial fibrillation and bleeding

diathesis associated with ibrutinib treatment: a systematic review and pooled analysis of four randomized controlled trials. Clin Lymphoma Myeloma Leuk. 2017;17:31–37.e13.

[7]   Caron F, Leong DP, Hillis C, Fraser G, Siegal D. Current understanding of bleeding with ibrutinib use: a systematic review and meta-analysis. Blood Adv. 2017;1:772–8.

[8]   Lee HJ, Chihara D, Wang M, Mouhayar E, Kim P. Ibrutinib-related atrial fibrillation in patients with mantle cell lymphoma. Leuk Lymphoma. 2016;57:2914–6.

[9]   IMBRUVICA Prescribing Information (www.imbruvica.com). January 2019. https://www.imbruvica.com/files/prescribing-information. pdf. Accessed 12 Dec 2019.

[10]   Shanafelt TD, Parikh SA, Noseworthy PA, et al. Atrial fibrillation in patients with chronic lymphocytic leukemia (CLL). Leuk Lymphoma. 2017;58:1630–9.

[11]   Levade M, David E, Garcia C, et al. Ibrutinib treatment affects collagen and von Willebrand factor-dependent platelet functions. Blood. 2014;124:3991–5.

[12]   Madgula AS, Singh M, Almnajam M, Pickett CC, Kim AS. Ventricular tachycardia storm in a patient treated with ibrutinib for waldenstrom macroglobulinemia. J Am Coll Cardiol CardioOncol. 2020;2(3):523–6.

病例 16　BRAF 抑制剂达拉非尼和曲美替尼导致的外周性水肿

Dual Therapy BRAF Inhibitor Chemotherapy (Dabrafenib + Trametinib Chemotherapy) Induced Peripheral Edema

陈俊青　**译**　　张艳丽　**校**

【病例资料】

患者，男性，83 岁，诊断为右小腿上部黑色素瘤，BRAF 突变，手术切除后进行达拉非尼（Dabrafenib）和曲美替尼（Trametinib）联合治疗。既往史有高血压和血脂异常，药物治疗可以控制。

达拉非尼和曲美替尼联合治疗约 1 年，患者出现双侧二度外周性水肿，服用呋塞米 40mg 后水肿消退。随后出现皮疹，为达拉非尼和曲美替尼联合治疗的常见不良反应。

暂停化疗后皮疹消退，但胸部 CT 扫描提示存在可疑淋巴结，遂再次服用上述两种药物。第 16 个疗程后患者再次出现皮疹，此次皮疹范围更广，并伴有皮肤瘙痒。患者联系肿瘤科医师，被建议停用药物并转至急诊科就诊。

到急诊科后，患者血流动力学稳定，心率 63 次 / 分，律齐，血压 104/75mmHg，呼吸 20 次 / 分，血氧饱和度 100%。体重 53kg。皮肤色泽正常，上肢和下肢出现广泛的荨麻疹（3 级皮肤毒性），正在消退。颈静脉搏动不明显，双侧颈动脉搏动。心音 S_1 和 S_2 正常，胸骨左下缘可闻及 I / VI 级收缩期杂音。胸部听诊呼吸音清，未闻及附加音。腹部检查无殊。双侧脚踝一度水肿。白细胞计数 4.7/L，血红蛋白 103/L，血小板 228 000/L，血钠 139mmol/L，血钾 4.5mmol/L，血肌酐 61mmol/L，GFR 为 81。肌钙蛋白阴性。

考虑全身性荨麻疹，给予静脉注射苯海拉明 50mg、雷尼替丁 50mg 和甲泼尼龙 125mg。

不久，患者出现房颤伴快室率，心率 165 次 / 分，血压仍然稳定。房颤的发生可能偶发，也可能是左心房扩大的情况下肿瘤、炎症和化疗多因素影响的结果。

给予静脉补液 500ml，然后静脉注射胺碘酮 150mg，患者无反应。同步 200J 心脏复律成功。电复律后，心电图示正常窦性节律，偶发房性期前收缩（PAC），心率 94 次 / 分，心电图示低电压和非特异性 ST/T 异常。急诊科观察几小时后，患者血流动力学稳定，无明显不适，皮疹消退。

该患者定期接受心脏压力测试，达到目标心率，未出现缺血迹象。

由于患者 83 岁高龄，体重 55kg，服用阿哌沙班（Apixaban）2.5mg，每天 2 次。最近 CT 扫描提示病情稳定，没有疾病复发或进展迹象。

【临床精粹】

曲美替尼和达拉非尼联合治疗的不良反应主要有如下几个方面[1-5]。

1. 高血压。

2. 外周性水肿。

3. 心力衰竭伴左心室射血分数下降。

4. 出现无症状性左心室射血分数下降，如果左心室射血分数较基线下降 10%～20%，则需暂停治疗 4 周。如果左心室射血分数恢复至正常，可以较低剂量重新开始治疗。剂量下调 2 次后，如果左心室射血分数没有改善，则需永久停用。

5. 出现症状性心力衰竭，或者左心室射血分数较基线下降超过 20%，需永久停用联合治疗。

6. QTc 间期延长：治疗前、治疗 1 个月后以及任何剂量调整后，都需行心电图检查和电解质检测。

表 16-1 BRAF 抑制剂联合治疗患者出现 QT 间期延长的处理策略。如果基线 QTc 间期超过 500ms，不推荐使用 BRAF 抑制剂联合治疗。

表 16-1　BRAF 抑制剂联合治疗患者出现 QT 间期延长的处理策略

	QTc > 500ms	与基线相比 > 60ms
永久终止治疗	+	+
暂停治疗，直至较基线恢复至 60ms 以内，然后下调一个剂量级开始治疗	－	+

参 考 文 献

[1] Welsh SJ, Corrie PG. Management of BRAF and MEK inhibitor toxicities in patients with metastatic melanoma. Ther Adv Med Oncol. 2015;7(2):122–36. https://doi.org/10.1177/1758834014566428.

[2] Flaherty K, Infante J, Daud A, Gonzalez R, Kefford R, Sosman J, et al. Combined BRAF and MEK inhibition in melanoma with BRAF V600 mutations. N Engl J Med. 2012a;367:1694–703.

[3] Bronte E, Bronte G, Novo G, et al. Cardiotoxicity mechanisms of the combination of BRAF-inhibitors and MEK-inhibitors. Pharmacol Ther. 2018;192:65–73. https://doi.org/10.1016/j. pharmthera.2018.06.017.

[4] Livingstone E, Zimmer L, Vaubel J, Schadendorf D. BRAF, MEK and KIT inhibitors for melanoma: adverse events and their management. Chin Clin Oncol. 2014;3(3):29.

[5] Welsh SJ, Corrie PG. Management of BRAF and MEK inhibitor toxicities in patients with metastatic melanoma. Ther Adv Med Oncol. 2015;7(2):122–36.

病例17 抗血管内皮生长因子（VEGF）贝伐珠单抗和高血压

Vascular Endothelial Growth Factor (VEGF) Bevacizumab and Hypertension

王晓稼 译　　曲 尧 校

【病例资料】

患者，男性，56岁，诊断为直肠乙状结肠癌伴腹膜转移，在FOLFIRI联合贝伐珠单抗（Bevacizumab）方案化疗后，因为高血压而转到肿瘤心脏病门诊就诊。患者否认过去有任何心血管相关症状或高血压病史，无烟酒嗜好。经体格检查，血压为170/100mmHg，体重指数为25kg/m²，其他体格检查无异常。12导联心电图显示窦性节律，电轴正常，心率为75次/分。

超声心动图显示左心室大小正常，收缩功能正常，局部室壁运动无异常，轻度左心室肥大。Ⅰ/Ⅳ级舒张功能障碍（异常舒张充盈模式）和正常充盈压力。GLS为-20%。LVEF估计为66.4%。

患者开始服用雷米普利，剂量为5mg/d，并佩戴动态血压监测仪。结果显示，日间平均血压为 165/100mmHg。将雷米普利剂量增加到 10mg/d。进一步随访后发现患者血压仍未得到很好的控制，为 150/90mmHg。给予患者口服氯噻酮 25mg/d 和氨氯地平 10mg/d 联合用药后，其血压略有改善。由于患者 CT 扫描肿瘤评估为疾病进展，停止 FOLFIRI 和贝伐珠单抗治疗。随后患者改用三线治疗，即帕尼单抗（Panitumumab）单药治疗 8 个疗程，不幸的是患者病情再次进展，并伴有腹水。患者希望暂缓放疗和化疗，并计划采取姑息治疗。此后，其血压回到了基线水平，并停止了服用的降压药物和相关医学处理。

【临床精粹】[1-3]

1. 贝伐珠单抗诱发高血压（HTN）的发生率为 19%～42% [1]。

2. 如果患者存在下列情况，贝伐珠单抗需要暂停用药。

(1) 血压仍然无法控制。

(2) 发生高血压危象或高血压脑病。

3. 建议在治疗的最初几周应该经常监测血压。

4. 对大多数患者来说，血压控制在 130/80mmHg 目标是可以接受的。

5. 贝伐珠单抗诱导高血压的定义是指在治疗过程中新发血压 ≥ 140/90mmHg，或者舒张血压较基线增加 20mmHg [2]。

6. 抗血管内皮生长因子（vascular endothelial growth factor，VEGF）治疗诱导高血压的高危人群包括先前存在的高血压、年龄 ≥ 60 岁和体重指数（BMI）$\geq 25\mathrm{kg/m}^2$。

7. 在一项研究中发现，较少的单位时间贝伐珠单抗输注量［0.5mg/(kg·min)］与较低的蛋白尿和高血压发生风险有关[3]。

参考文献

[1]　Mir O, Coriat R, Cabanes L, et al. An observational study of bevacizumab-induced hypertension as a clinical biomarker of antitumor activity. Oncologist. 2011;16(9): 1325–32. https://doi. org/10.1634/theoncologist.2010–0002.

[2]　Sica DA. Angiogenesis inhibitors and hypertension: an emerging issue. J Clin Oncol. 2006;24(9):1329–31. https://doi.org/10.1200/ JCO.2005.04.5740.

[3]　Shah SR, Gressett Ussery SM, Dowell JE, et al. Shorter bevacizumab infusions do not increase the incidence of proteinuria and hypertension. Ann Oncol. 2013;24(4):960–5. https://doi. org/10.1093/annonc/mds593.

病例 18　淀粉样心脏病
Amyloid Heart Disease

邵喜英　**译**　　张美岭　**校**

【病例资料】

患者，男性，65 岁，因"进行性劳力性呼吸急促、体位性眩晕和 B 型尿钠肽升高（5450ng/L）"入院。患者美国 NYHA 心功能分级 Ⅱ 级，否认胸痛、心悸、端坐呼吸、夜间阵发性呼吸困难或晕厥。

症状出现时间列表

1 年前，患者被诊断为原因不明的广泛性右下肢深静脉血栓形成，开始服用利伐沙班（Rivaroxaban）治疗，每天 20mg。

随后，患者出现双侧下肢水肿，肾病性蛋白尿，24h 尿蛋白含量超过 3g，并伴有进行性肾功能不全，肾活检病理提示淀粉样变性，肾小球全硬化（5/29），伴有轻度间质纤维化和肾小管萎缩。

患者有间歇性盗汗，每周 2～3 次。无异常瘀伤、出血史或皮肤改变，有进行性感觉异常，并逐渐延伸至双足。

骨髓穿刺活检病理提示，λ轻链限制性浆细胞肿瘤和10%细胞呈间隙分布，并在骨髓腔中检测到淀粉样蛋白，诊断为全身性淀粉样变性。体格检查提示血压81/52mmHg，脉率87次/分，无发热，氧饱和度为98%。双肺未闻及杂音，心脏听诊 S_1、S_2 正常，无杂音，双下肢对称，无水肿。

心电图显示一度房室传导阻滞，房性期前收缩，电轴左偏，下壁导联可见Q波，PR间期210ms，QT间期490ms，双束支阻滞。

白细胞5500/L，血红蛋白126g/L，血小板计数191 000/L，钠131mmol/L，钾4.2mmol/L，肌酐147μmol/L，GFR 42ml/(min·1.73m^2)，首次肌钙蛋白0.161ng/ml，末次肌钙蛋白0.101ng/ml（临界值0.034ng/L）。BNP 5450ng/L（不成比例地高，监测时正常血容量），正常上限250ng/L。

胸部X线检查正常，冠状动脉造影显示左主干远端病变，狭窄小于10%，右冠状动脉轻度病变，左前降支中段60%局限狭窄。

超声心动图检查提示左心室射血分数（LVEF）39%，双侧心室壁厚度增加，心脏瓣膜增厚，整体纵向应变（GLS）显示心尖部相对保留（图18-1和图18-2）。患者还接受了心脏MRI检查，显示轻度到中度钆对比剂延迟对比增强（late gadolinium enhancement，LGE）与心脏淀粉样变性有关。AL型淀粉样变性Mayo分期评分为3分的患者（表18-1），中位生存期为5个月（表18-2）[1,2]。

患者无干细胞移植（stem cell transplant，SCT）指征，肌钙蛋白和肌酐升高，血压81mmHg（符合SCT资格的患者为收缩压＞90mmHg，肌钙蛋白T＜0.06ng/ml，血清肌酐≤150mmol/L），接受环磷酰胺＋硼替佐米（Bortezomib）＋地塞米松化疗。

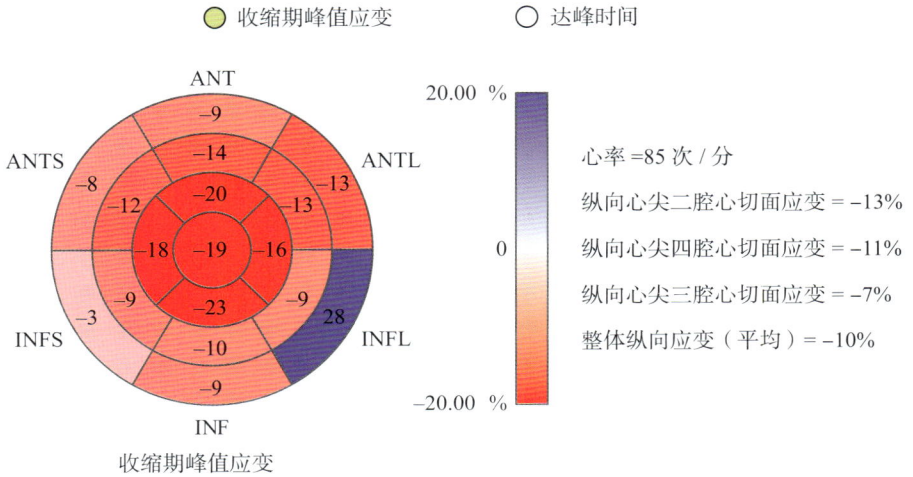

▲ 图 18-1　纵向应变上的心尖部相对保留

ANT. 前壁；ANTL. 前侧壁；INFL. 后侧壁；INF. 后壁；INFS. 后间隔；ANTS. 前间隔

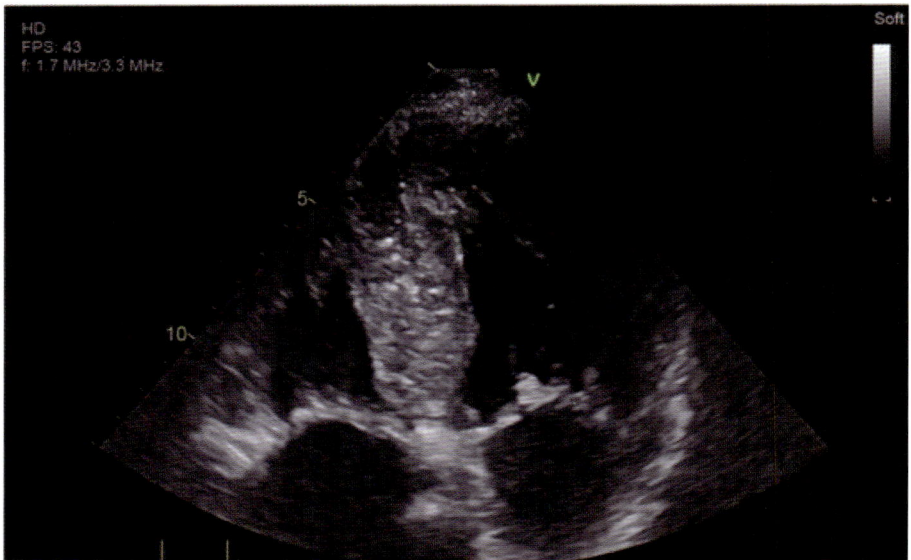

▲ 图 18-2　四腔心尖切面左心室肥大，经胸超声心动图（TTE）显示瓣膜厚度

表 18-1　AL 型淀粉样变的 Mayo 分期系统

	分　数
NT-pro-BNP ≥ 1800pg/ml	1
肌钙蛋白 T ≥ 0.025ng/ml	1
含血清与不含血清轻链差异 ≥ 18mg/dl	1

表 18-2　中位生存期（5 年内）的 Mayo 评分

分　数	中位生存期（5 年内）
0	73 个月
1	35 个月
2	15 个月
3	5 个月

【临床精粹】[1-6]

1. 伴有心力衰竭（heart failure，HF）症状和体征的患者如出现一种或多种以下特征时，淀粉样心脏病应作为鉴别诊断之一 [3]。

(1) 无法解释的左心室肥大。

(2) 双侧腕管综合征。

(3) 确定的 AL（轻链）或 ATTR（转甲状腺素）淀粉样变。

(4) 非糖尿病肾病综合征。

(5) 肝大或碱性磷酸酶增加。

(6) 周围感觉运动神经病。

(7) 单克隆丙种球蛋白病患者的体重减轻，不明原因的疲劳、水肿或感觉异常。

(8) 年龄 60 岁以上患者低流量 – 低跨瓣压差的主动脉瓣狭窄（常见于患有野生型 ATTR 淀粉样变，典型表现为射血分数保留）。

在 TTE 整体纵向应变（GLS）的心尖部相对保留是心脏淀粉样变中一个相对特异的发现，心电图（ECG）和超声心动图上的其他特异性表现包括 ECG 上表现为低 QRS 电压的左心室肥大，少量心包积液、房间隔和瓣膜增厚。

2. 尽管患者血容量正常，淀粉样变患者利钠肽可能相当高。

3. 心脏淀粉样变性的治疗 [1, 2, 4, 5]

(1) 为了缓解充血，使用袢利尿药和醛固酮拮抗药治疗（如螺内酯）是主要手段，密切监测血压和肾功能。心脏淀粉样变患者对 β 受体拮抗药和血管紧张素转换酶抑制剂或血管紧张素受体阻滞剂耐受性差，而且没有证据显示能从此类药物治疗中获益。

(2) 氯苯唑酸（tafamidis）可以减少住院次数和转甲状腺素（ATTR）介导的淀粉样心肌病患者和 NYHA 分级 Ⅰ～Ⅲ级患者的死亡率。

(3) 干细胞移植治疗（SCT）是淀粉样变性治疗的主要手段。

(4) 不论 CHADS2 或 CHADS2–VA2SC 分数如何，心脏淀粉样变性患者，尤其是 AL 型被认为是心内血栓形成的高风险，一旦发生房颤，则需要华法林或直接口服抗凝药（DOAC）抗凝治疗。此外，即使是正常窦性心律的患者，TEE 显示左心耳排空速度低的 AL 型心脏淀粉样变性或 TTE 显示微小的二尖瓣 A 波患者也应考虑抗凝治疗 [6]。

参考文献

[1] Kumar S, Dispenzieri A, Lacy MQ, et al. Revised prognostic staging system for light chain amyloidosis incorporating cardiac biomarkers and serum free light chain measurements. J Clin Oncol. 2012;30(9):989–95. https://doi.org/10.1200/JCO.2011.38.5724.

[2] Gertz MA. Immunoglobulin light chain amyloidosis: 2020 update on diagnosis, prognosis, and treatment. Am J Hematol. 2020;95(7):848–60. https://doi.org/10.1002/ajh.25819.

[3] Maurer MS, Elliott P, Comenzo R, Semigran M, Rapezzi C. Addressing common questions encountered in the diagnosis and management of cardiac amyloidosis. Circulation. 2017;135(14):1357–77. https://doi.org/10.1161/CIRCULATIONAHA.116.024438.

[4] Maurer MS, Schwartz JH, Gundapaneni B, et al. Tafamidis treatment for patients with transthyretin amyloid cardiomyopathy. N Engl J Med. 2018;379(11):1007–16. https://doi.org/10.1056/ NEJMoa1805689.

[5] Dispenzieri A, Katzmann JA, Kyle RA, Larson DR, Melton LJ III, Colby CL, Therneau TM, Clark R, Kumar SK, Bradwell A, Fonseca R, Jelinek DF, Rajkumar SV. Prevalence and risk of progression of light-chain monoclonal gammopathy of undetermined significance: a retrospective population-based cohort study. Lancet. 2010;375:1721–8.

[6] Feng D, Syed IS, Martinez M, Oh JK, Jaffe AS, Grogan M, Edwards WD, Gertz MA, Klarich KW. Intracardiac thrombosis and anticoagulation therapy in cardiac amyloidosis. Circulation. 2009;119(18):2490–7. Epub 2009 May 4. PMID: 19414641. https:// doi.org/10.1161/CIRCULATIONAHA.108.785014.

病例 19 癌症患者的静脉血栓栓塞
Venous Thromboembolism in Cancer Patients

郭秋生 **译** 张美岭 **校**

【临床精粹】

癌症患者的出血风险比一般人群高 6.5%～18%。表 19-1 总结了血小板减少症背景下抗凝治疗的安全性，这在癌症患者中很常见 [1-3]。

表 19-1 血小板减少症患者静脉血栓栓塞症一级预防的安全性

血小板计数＞ 50 000/μl	安 全
血小板计数＜ 20 000/μl	避免使用抗凝药物
血小板计数 20 000～50 000/μl	如果存在高危恶性肿瘤（多发性骨髓瘤、急性白血病、胃癌、脑癌和胰腺癌）或既往有血栓事件病史，则使用抗凝药

多发性骨髓瘤、急性白血病、胃癌、脑癌和胰腺癌患者血栓形成的风险明显更高。

如接受抗凝治疗的患者反复血栓形成，应及时寻找隐匿性恶性肿瘤。

一、化疗药物引起的静脉血栓栓塞 [4]

1. 乳腺癌患者使用他莫昔芬会增加静脉血栓栓塞症（venous thromboembolism，VTE）的风险，总体风险为 1%～3% [5]。

2. 在接受来那度胺（revlimid）加大剂量地塞米松治疗的多发性骨髓瘤患者中，血栓栓塞性疾病很常见。

(1) 在多发性骨髓瘤的患者中，使用免疫调节药物（immunomodulatory drug，IMiD）[如沙利度胺（Thalidomide）、来那度胺（Lenalidomide）或泊马度胺（Pomalidomide）] 与其他药物（如糖皮质激素、多柔比星或促红细胞生成素）联合治疗可能导致超过 20% 的患者发生血栓栓塞事件。

(2) 美国临床肿瘤学会指南建议对接受来那度胺联合地塞米松的患者进行血栓预防：低风险患者使用阿司匹林，高风险患者使用低分子肝素（LMWH）或治疗剂量的华法林 [4, 6-9]。包括如下高危患者。

① 同时使用大剂量地塞米松（每个月 ≥ 480mg）、多柔比星或多药联合化疗。

② 存在两个或多个风险因素，如既往 VTE、已知的遗传性血栓形成倾向、植入中心静脉导管或起搏器、心脏病、糖尿病、急性感染、使用促红细胞生成素、制动、肥胖（BMI > 30kg/m² ）和慢性肾病（肾小球滤过率 < 30）。

③ 如继续积极治疗，一般需要进行 VTE 预防（表 20-1）。

(3) 来那度胺可能会导致直接的心肌毒性或加重潜在的心肌功能障

碍，必须警告患者可能出现心力衰竭的风险以及需要进行基线超声心动图检查。

3. 据报道，在接受顺铂治疗的患者中 VTE 发生率增加[10]。

4. 也有报道使用普纳替尼和贝伐珠单抗可增加深静脉血栓形成（DVT）的风险。

二、导管相关的上肢静脉血栓形成[11-13]

（一）风险因素

1. 既往发生过 DVT。

2. 肥胖。

3. 近期手术。

4. 糖尿病和阻塞性肺病等合并症。

5. 多腔导管的使用。

6. 导管位置不当。

（二）发生率

住院患者为 5%～15%，门诊患者为 2%～5%。

（三）治疗

1. 如出现 DVT，建议移除非功能性导管，但不建议移除功能性导管，因为重新置管会增加血栓形成的风险。

2. 肢体抬高和用非甾体消炎药（NSAID）减轻疼痛。

3. 如果保留导管，应继续抗凝治疗。

4. 对于孤立性臂静脉血栓形成，由于缺乏相关证据，应考虑个体化决策。

(1) 对于 Khorana 评分 ≥ 2 分的住院患者（表 19-2），可能需要更长的抗凝治疗时间。

(2) 如果有以下情况，则需要溶栓。

① 尽管进行了抗凝治疗，但症状仍很严重。

② 横跨锁骨下静脉和腋静脉的血栓形成。

表 19-2　Khorana 评分

评分内容	得　分
极高风险的癌症类型（胃癌、胰腺癌）	2
高风险（肺癌、淋巴瘤、妇科肿瘤、膀胱癌、睾丸癌）	1
化疗前血小板计数 ≥ 350 000/μl	1
血红蛋白水平 < 10g/dl 或使用红细胞生成刺激剂（ESA）	1
化疗前白细胞 > 11 000/μl	1
BMI ≥ 35kg/m^2	1

三、脑肿瘤患者的急性 VTE

（一）高出血风险情况

1. 脑原发恶性肿瘤。

2. 良性垂体腺瘤。

3. 黑色素瘤、绒毛膜癌、甲状腺癌和肾细胞癌的脑转移。

4. 既往有颅内出血史，或有临床意义的颅内出血的远期病史。

5. 近期开颅手术。

6. 主要针对原发肿瘤的贝伐珠单抗治疗。

（二）脑肿瘤患者急性 VTE 的治疗

1. 决策必须个体化：首先需要在影像学上排除急性颅内出血的证据，并且抗凝治疗的潜在益处大于出血风险。

2. 治疗的绝对禁忌证：急性颅内出血（48h 内），以往有临床意义的颅内出血史或过去 4 周内有瘤内出血史患者，尽量避免抗凝治疗。

(1) 未控制的恶性高血压。

(2) 严重的凝血障碍性疾病。

(3) 严重的血小板功能障碍。

(4) 严重的血小板减少症。

(5) 遗传性出血性疾病。

(6) 近 7～14 天内曾实施过高风险有创性颅内手术。

四、需要进行 VTE 预防的癌症患者

（一）住院患者

大多数行动不便的癌症住院患者，或接受手术且出血风险不增加的患者，需要使用 LMWH、普通肝素或磺达肝癸钠进行血栓预防抗凝治疗。

（二）门诊患者

基线风险较高的患者，如 Khorana 评分≥ 2 分（表 19-2）、接受免疫调节药物治疗的多发性骨髓瘤（如上所述）、ONKOTEV 评分[14] ≥ 2 分（表 19-3）的胰腺癌患者需要抗凝治疗。可以考虑使用预防剂量的直接 Xa 因子抑制剂，如阿哌沙班（2.5mg，每天 2 次）、利伐沙班（10mg，每天 1 次）或预防剂量的 LMWH。表 19-4 总结了特定癌症人群中的药

物选择。

表 19–3　胰腺癌 **ONKOTEV** 评分

评分内容	得　分
存在转移	1
肿瘤压迫血管 / 淋巴结构	1
既往 VTE 病史（无论是否存在诱因）	1
Khorana 评分＞ 2 分	1

表 19–4　在特定癌症人群中治疗 **VTE** 的药物选择 [15, 16, 17]

疾病人群	药物名称
脑瘤	LMWH
一般患者	LMWH 或阿哌沙班
肾功能不全	静脉注射普通肝素、华法林
怀孕或怀孕风险	LMWH
冠状动脉疾病	利伐沙班、阿哌沙班、艾多沙班、华法林 如果可能，应避免抗血小板治疗
肝病	LMWH
胃肠道出血	阿哌沙班

　　Sabatino 等最近的一项系统回顾和 Meta 分析表明，在活动性癌症患者中，直接口服抗凝药（DOAC）在预防 VTE 复发方面与 LMWH 等效，但 DOAC 会增加非大出血风险，尤其是在胃肠道恶性肿瘤患者中 [15]。

　　在最近的另一项随机对照试验中，得出的结论是，对于 VTE 和活动性癌症患者，阿哌沙班（10mg，每天 2 次，连续 7 天；然后 5mg，每天 2 次）是 LMWH 的合适替代药物 [16]。

参考文献

[1] Sørensen HT, Mellemkjaer L, Olsen JH, Baron JA. Prognosis of cancers associated with venous thromboembolism. N Engl J Med. 2000;343(25):1846–50.

[2] Carrier M, Abou-Nassar K, Mallick R, et al. Apixaban to prevent venous thromboembolism in patients with cancer. N Engl J Med. 2019;380(8):711–9.

[3] Key NS, Khorana AA, Kuderer NM, et al. Venous thromboembolism prophylaxis and treatment in patients with cancer: ASCO clinical practice guideline update. J Clin Oncol. 2020;38(5):496–520.

[4] Ramot Y, Nyska A, Spectre G. Drug-induced thrombosis: an update. Drug Saf. 2013;36(8):585–603.

[5] Bushnell CD, Goldstein LB. Risk of ischemic stroke with tamoxifen treatment for breast cancer: a meta-analysis. Neurology. 2004;63(7):1230–3.

[6] Larocca A, Cavallo F, Bringhen S, Di Raimondo F, Falanga A, Evangelista A, et al. Aspirin or enoxaparin thromboprophylaxis for patients with newly diagnosed multiple myeloma treated with lenalidomide. Blood. 2012;119(4):933–9.

[7] Baz R, Li L, Kottke-Marchant K, et al. The role of aspirin in the prevention of thrombotic complications of thalidomide and anthracycline-based chemotherapy for multiple myeloma. Mayo Clin Proc. 2005;80(12):1568–74.

[8] Ikhlaque N, Seshadri V, Kathula S, Baumann MA. Efficacy of prophylactic warfarin for prevention of thalidomide-related deep venous thrombosis. Am J Hematol. 2006;81(6):420–2. https://doi.org/10.1002/ajh.20625.

[9] Zangari M, Barlogie B, Anaissie E, et al. Deep vein thrombosis in patients with multiple myeloma treated with thalidomide and chemotherapy: effects of prophylactic and therapeutic anticoagulation. Br J Haematol. 2004;126(5):715–21.

[10] Moore RA, Adel N, Riedel E, et al. High incidence of thromboembolic events in patients treated with cisplatin-based chemotherapy: a large retrospective analysis. J Clin Oncol. 2011;29(25):3466–73.

[11] Fallouh N, McGuirk HM, Flanders SA, Chopra V. Peripherally inserted central catheter-

associated deep vein thrombosis: a narrative review. Am J Med. 2015;128(7):722–38.

[12] Chopra V, Ratz D, Kuhn L, Lopus T, Lee A, Krein S. Peripherally inserted central catheter-related deep vein thrombosis: contemporary patterns and predictors. J Thromb Haemost. 2014;12(6):847–54.

[13] Debourdeau P, Farge D, Beckers M, et al. International clinical practice guidelines for the treatment and prophylaxis of thrombosis associated with central venous catheters in patients with cancer. J Thromb Haemost. 2013;11(1):71–80.

[14] Cella CA, Di Minno G, Carlomagno C, et al. Preventing venous thromboembolism in ambulatory cancer patients: the ONKOTEV study. Oncologist. 2017;22(5):601–8. https://doi. org/10.1634/theoncologist.2016–0246.

[15] Sabatino J, De Osa S, Polimeni A, Sorrentino S, Indolfi C. Direct oral anticoagulants in patients with active cancer: a systematic review and meta-analysis. J Am Coll Cardiol CardioOncol. 2020;2(3):428–40.

[16] Agnelli G, Becattini C, Meyer G, Muñoz A, Huisman MV, Connors JM, Cohen A, Bauersachs R, Brenner B, Torbicki A, Sueiro MR, Lambert C, Gussoni G, Campanini M, Fontanella A, Vescovo G, Verso M, Caravaggio Investigators. Apixaban for the treatment of venous thromboembolism associated with cancer. N Engl J Med. 2020;382(17):1599–607. Epub 2020 Mar 29. PMID: 32223112. https://doi.org/10.1056/NEJMoa1915103.

[17] McBane RD II, Wysokinski WE, Le-Rademacher JG, et al. Apixaban and dalteparin in active malignancy-associated venous thromboembolism: the ADAM VTE trial. J Thromb Haemost. 2020;18(2):411–21. https://doi.org/10.1111/jth.14662.

病例 20 肿瘤患者 QT 间期延长
QT Prolongation in Cancer Patients

曹文明 **译** 张艳丽 **校**

【临床精粹】

1. 与获得性长 QT 间期相关的高风险化疗药物包括三氧化二砷、血清素再摄取抑制剂（serotonin reuptake inhibitor，SRI）和他莫昔芬合用、酪氨酸激酶抑制剂［伊马替尼（Imatinib）、达沙替尼（Dasatinib）］、血管抑制剂、卡培他滨（Capecitabine）、奥沙利铂（Oxaliptin）、凡德他尼（Vandetanib）、帕唑帕尼（Pazopanib）、西地尼布（Cediranib）和舒尼替尼（Sunitinib）[1-6]。

2. 用于治疗皮肤 T 细胞淋巴瘤的罗米地辛（Romidepsin）和伏立诺他（Vorinostat）（组蛋白去乙酰化酶抑制剂）也可导致 QT 间期延长。

3. 支持治疗如昂丹司琼（Ondansetron）联合使用抗生素如大环内酯类和喹诺酮类药物也会增加长 QT 的风险[7-9]。

4. 感染、贫血、甲状腺功能减退和电解质紊乱在癌症患者中常见，应及时纠正。

5. 长期使用质子泵抑制剂也与长 QT 间期相关，可能原因是质子泵抑制剂导致的低镁血症[10]。

6. 发生获得性长 QT 间期的患者有发生危及生命的尖端扭转型室性心动过速（torsade de pointes，TdP）的风险。图 20-1 显示一例低钾血症患者的 TdP（图 20-2 为正常窦性心律心电图），该患者立即接受心脏复律、补钾、2g 硫酸镁静脉推注和静脉注射异丙肾上腺素 2μg/min，以保持基线心率约为 100 次 / 分。图 20-2 为一名相似患者在到达医院时已发生心源性猝死。

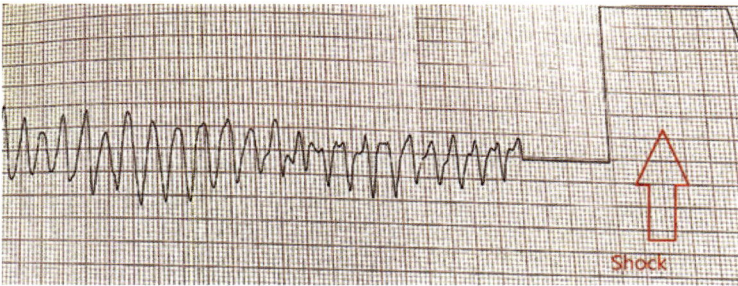

▲ 图 20-1　一例及时复律治疗的低钾血症患者 TdP

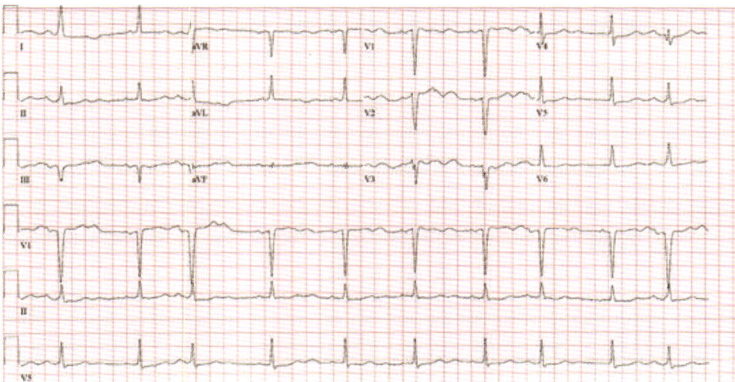

▲ 图 20-2　低钾血症和长 QT 间期

7. 正常成年男性 QTc 间期为 350～450ms，而成年女性为 360～460ms。

8. QT 有如下四种计算公式。

(1) Bazett 公式：$QT/\sqrt{RR}$ （公式 20-1）

此公式使用最广泛，但在快速心率（heart rate，HR）时会过度校正，而在较慢的 HR 时会校正不足[9-11]。

(2) Fridericia 公式：$QT/RR^{1/3}$ （公式 20-2）

此公式更常用于肿瘤患者，因为它在较慢的 HR 时更准确，并在较快的 HR 下建立较少的过度矫正[12]。

(3) Framingham 公式：$QT + 0.154（1-RR）$ （公式 20-3）

(4) Hodges 公式：$QT + 1.75（HR-60）$ （公式 20-4）

此公式特别适用于 HR > 90 次 / 分的情况。

9. 当存在左束支传导阻滞、右束支传导阻滞或起搏心律时，应减去 48.5% 的 QRS 持续时间，然后需要校正 HR 或单纯 QTc 间期 > 550ms 可认为异常。

10. QT 测量的最佳导联是 II 和 V_5 导联，因为这两个导联显示最早的 QRS 开始和最晚的 T 波结束。

11. 通常，如果治疗期间 QTc 间期 > 500ms 或者 QT 间期延长超过 60ms，则应停用抗癌药物。

12. 接受他莫昔芬治疗的患者避免使用西酞普兰（Citalopram）、依他普仑（Escitalopram）和帕罗西汀（Paroxetine）。文拉法辛（Venlafaxine）和氟伏沙明（Fluvoxamine）的风险较小。

13. 网站 https://www.crediblemeds.org 可用于会引起 QT 间期延长药

物的查询。

14. 表 20-1 为三组抗癌药物的 QT 间期监测频率。

表 20-1 QT 间期监测频率

药 物	ECG 监测频率	
三氧化二砷 [4-6]	基线和每周 1 次	如果 QT 间期＞500ms，则应在 8 周维持治疗后自动恢复到基线值。QT 间期低于 460ms，在密切监测镁和钾下，可以重新使用三氧化二砷
凡德他尼	基线，用药后 2～4 周和 8～12 周各 1 次，然后每 3 个月 1 次	
尼罗替尼	如果基线时 QTc 间期＜480ms，则在 3～6 个月内复查 ECG。如果尼罗替尼剂量增加，则在调整剂量后的 3～5 天内复查 ECG	

参考文献

[1] Porta-Sánchez A, Gilbert C, Spears D, et al. Incidence, diagnosis, and management of QT prolongation induced by cancer therapies: a systematic review. J Am Heart Assoc. 2017;6(12):e007724.

[2] Hussaarts KGAM, Berger FA, Binkhorst L, Oomen-de Hoop E, van Leeuwen RWF, van Alphen RJ, Mathijssen-van Stein D, de Groot NMS, Mathijssen RHJ, van Gelder T. The risk of QTc-interval prolongation in breast cancer patients treated with tamoxifen in combination with serotonin reuptake inhibitors. Pharm Res. 2019;37(1):7. PMID: 31845095; PMCID: PMC6914733. https://doi.org/10.1007/s11095–019– 2746– 9.

[3] Goldsmith S, From AH. Arsenic-induced atypical ventricular tachycardia. N Engl J Med. 1980;303:1096–8.

[4] Little RE, Kay GN, Cavender JB, et al. Torsade de pointes and T-U wave alternans associated with arsenic poisoning. Pacing Clin Electrophysiol. 1990;13:164–70.

[5] St Petery J, Gross C, Victorica BE. Ventricular fibrillation caused by arsenic poisoning. Am J Dis Child. 1970;120:367–71.

[6] Weinberg SL. The electrocardiogram in acute arsenic poisoning. Am Heart J. 1960;60:971–5.

[7] Coppola C, Rienzo A, Piscopo G, Barbieri A, Arra C, Maurea N. Management of QT prolongation induced by anti-cancer drugs: target therapy and old agents. Different algorithms for different drugs. Cancer Treatment Rev. 2018:135–43.

[8] Tamargo J, Caballero R, Delpon E. Cancer chemotherapy and cardiac arrhythmias: a review. Drug Saf. 2015;38:129–52.

[9] Locatelli M, Criscitello C, Esposito A, et al. QTc prolongation induced by targeted biotherapies used in clinical practice and under investigation: a comprehensive review. Target Oncol. 2015;10:27–43.

[10] Amularo G, Gasbarrone L, Minisola G. Hypomagnesemia and proton-pump inhibitors. Expert Opin Drug Saf. 2013;12:709–16.

[11] Rabkin SW, Cheng XB. Nomenclature, categorization and usage of formulae to adjust QT interval for heart rate. World J Cardiol. 2015;7:315–25.

[12] Borad MJ, Soman AD, Benjamin M, et al. Effect of selection of QTc formula on eligibility of cancer patients for phase I clinical trials. Invest New Drugs. 2013;31:1056–65.

病例 21 心血管植入式电子设备在需放疗的肿瘤患者中的应用

Cardiovascular Implantable Electronic Devices (CIEDs) in cancer Patients Needs Radiation Therapy

王升晔 **译** 张美岭 **校**

【病例资料】

患者，女性，71 岁，吸烟，安装有双腔起搏器，在过去 2 个月中出现过有症状的二度房室传导阻滞，并伴有咳嗽、喘息和呼吸困难。检查发现有间歇性喘息。新冠肺炎（COVID-19）病毒检测呈阴性。胸部 CT 扫描显示左下肺叶有一肿块，以及一个直径为 1.9cm 的纵隔肿大淋巴结。

心电图显示窦性心律，心率 64 次 / 分；双束支阻滞，即右束支传导阻滞和左前分支传导阻滞。

支气管镜检查和活检显示无法切除的Ⅲ期非小细胞肺癌。考虑到患者的其他并发症，计划只接受放射治疗：总剂量为 66Gy，分为 30

次，每次 2.2Gy。放射治疗计划中的辐射剂量远远高于起搏器公司所限定的起搏器受照剂量。

患者没有依赖心脏起搏器，大部分时间都有自主心律，只有少于 20% 的时间为起搏心律，且大部分时间为右心房起搏。根据放射治疗的靶区位置，起搏器直接受到放射线照射，被认为具有起搏器并发症的中度风险。她接受了心电图监测和每周心脏起搏器检查，情况稳定，没有心脏起搏器问题。

【临床精粹】

1. 放射治疗可能导致起搏器过于敏感，暂时性地增加起搏频率，使起搏器设备重置，过早电池耗尽，以及设备完全失效[1]。

2. 表 21-1 为需要放射治疗的装有起搏器患者总结的较为实用的方法[1, 2]。

表 21-1　装有心脏起搏器且需要放疗患者的实用方法[6, 7]

风险	低	中		高
放射剂量	< 2Gy	< 2Gy	2~10Gy	> 10Gy
是否依赖起搏器	否	是	否	是
计划措施	• 常规测量，放疗期间对患者的视听诊评估	• 每周检查起搏器 • 放疗期间心电图监测 • 应提供体外起搏备用		• 考虑对起搏依赖的同侧乳腺或肺癌放疗患者改变起搏器位置 • 放疗期间心电图监测 • 每次放疗后 24h 内对起搏器进行检查

3. 植入式心脏自动除颤器（implantable cardioverter-defibrillator, ICD）对放射治疗较为敏感。在治疗过程中，应使用磁铁或重新编程来抑制 ICD。一旦关闭抗心动过速治疗，患者的心律就需要密切监测。ICD 需要每周进行一次监测[3, 4]。

4. 在放射治疗结束后的 1 个月、3 个月和 6 个月应安排随访和检查[5]。

5. 对于总体预后较差（生存期小于 1 年）的癌症患者，不建议使用 ICD 治疗。

参考文献

[1] Hurkmans CW, Knegjens JL, Oei BS, et al. Management of radiation oncology patients with a pacemaker or ICD: a new comprehensive practical guideline in The Netherlands. Dutch Society of Radiotherapy and Oncology (NVRO). Radiat Oncol. 2012;7:198.

[2] Marbach JR, Sontag MR, Van Dyk J, Wolbarst AB. Management of radiation oncology patients with implanted cardiac pacemakers: report of AAPM Task Group No. 34. American Association of Physicists in Medicine. Med Phys. 1994;21:85–90.

[3] Lambert P, Da Costa A, Marcy PY, et al. Pacemaker, implanted cardiac defibrillator and irradiation: management proposal in 2010 depending on the type of cardiac stimulator and prognosis and location of cancer. Cancer Radiother. 2011;15:238–49.

[4] Brambatti M, Mathew R, Strang B, et al. Management of patients with implantable cardioverter-defibrillators and pacemakers who require radiation therapy. Heart Rhythm. 2015;12:2148–54.

[5] Zaremba T, Jakobsen AR, Søgaard M, Thøgersen AM, Riahi S. Radiotherapy in patients with pacemakers and implantable cardioverter defibrillators: a literature review. EP Europace. 2016;18(4):479–91.

[6] Kesek M, Nyholm T, Asklund T. Radiotherapy and pacemaker: 80 Gy to target close to the device may be feasible. Europace. 2012;14:1595.

[7] Makkar A, Prisciandaro J, Agarwal S, Lusk M, Horwood L, Moran J, et al. Effect of radiation therapy on permanent pacemaker and implantable cardioverter-defibrillator function. Heart Rhythm. 2012;9:1964–8.

病例 22　癌症患者的心房颤动
Atrial Fibrillation in Cancer Patients

雷　蕾　译　　张艳丽　校

【临床精粹】

对于所有非瓣膜性心房颤动（atrial fibrillation，AF）患者，包括合并肿瘤的患者，均有必要探查 AF 的可逆性病因，如甲状腺功能亢进、结构性心脏病（心肌局部缺血、瓣膜性心脏病）和睡眠呼吸暂停综合征。

应该与患者商量后采取控制心率和心律的治疗。年龄较轻的患者（＜ 65 岁）有必要接受至少一次的复律尝试。

表 22-1 总结了控制心率和心律治疗的适用人群；但是，临床医生仍需要根据每位患者的临床表现、总体预后和照顾目标制订个体化的治疗决策 [2, 3]。

104

表 22-1 控制心率与心律治疗的适用人群

控制心率	控制心律
• 需要接受抗肿瘤治疗的肿瘤相关性 AF • 无症状患者 • 进展期恶性肿瘤患者 • 严重左心房增大的患者（左心房严重扩张，大小＞ 48ml/BSA） • 体质虚弱的患者 • 心脏复律＜ 1 个月内再发 AF 的患者 • 化疗联合帕纳替尼（ponatinib）、赞布替尼（zanubrutinib）、依鲁替尼（ibrutinib）、阿仑单抗（alemtuzumab）治疗的患者	• 症状持续的患者 • 心率控制欠佳的患者 • 具有可逆病因的患者，如甲状腺功能亢进 • 总体预后良好且无结构性心脏病的年轻患者

AF. 心房颤动；BSA. 体表面积

一、肺癌

肺癌患者的心房颤动发生率较高，尤其在手术治疗期间 [1]。术后并发心房颤动的预测因子包括如下方面。

1. 术前 24h 或术后 1h 出现心房脑钠肽（BNP）升高。

2. 多普勒超声心动图所测量指标中可预测房颤发生的高危因素包括左心室舒张功能减退或左心房舒张末压增高。舒张早期二尖瓣血流速度与舒张早期二尖瓣环运动速度比值 E/e′ ＞ 8，预测术后房颤发生的敏感性可达 90%。

3. 老年人。

4. 男性。

5. 手术时间延长。

6. 进展期恶性肿瘤。

7. 需要接受术后输血治疗。

8. 高血压病史。

二、抗凝

1. 目前有如下两种风险计算方法。

(1) 血栓风险评分（CHA2DS2–VASc）：充血性心力衰竭、高血压病、≥ 75 岁、糖尿病（2 分）、既往脑卒中或短暂性脑缺血发作、血管性疾病、65—74 岁（2 分）、女性（1 分）[4]。

(2) 出血风险评分（HAS-BLED）：高血压、肾 / 肝功能异常、脑卒中、出血史或具有出血倾向、不稳定的国际标准化比率、老年人、同时用药和饮酒。

目前，这两种风险评分法尚未在癌症患者中得到验证[5]。

2. 癌症患者中具有高危出血风险的人群。

(1) HAS-BLED 风险（≥ 3）。

(2) 颅内肿瘤。

(3) 伴随凝血功能障碍的血液恶性肿瘤。

(4) 肿瘤治疗相关性血小板减少症。

(5) 严重转移性肝脏疾病。

(6) 胃肠道肿瘤。

高危人群应考虑接受经皮或手术封堵左心耳（left atrium appendage，

LAA）的治疗。如果患者能够接受术后至少 45 天的抗凝治疗，且既往无心脏手术史，可考虑行经皮左心耳封堵术。

3. 阿哌沙班和利伐沙班与 CYP3A4 酶强抑制剂和 P- 糖蛋白抑制剂（如达沙替尼、依鲁替尼、赞布替尼和葡萄柚汁）之间存在药物相互作用。患者需要密切监测出血的任何迹象或症状。

参考文献

[1] Vaporciyan AA, Correa AM, Rice DC, et al. Risk factors associated with atrial fibrillation after noncardiac thoracic surgery: analysis of 2588 patients. J Thorac Cardiovasc Surg. 2004;127(3):779–86. https://doi.org/10.1016/j.jtcvs.2003.07.011.

[2] Farmakis D, Parissis J, Filippatos G. Insights into onco-cardiology: atrial fibrillation in cancer. J Am Coll Cardiol. 2014;63(10):945–53. https://doi.org/10.1016/j.jacc.2013.11.026.

[3] Delluc A, Wang T-F, Yap E-S, Ay C, Schaefer J, Carrier M, et al. Anticoagulation of cancer patients with non-valvular atrial fibrillation receiving chemotherapy: guidance from the SSC of the ISTH. J Thromb Haemost. 2019;17(8):1247–52.

[4] Lip GY, Nieuwlaat R, Pisters R, Lane DA, Crijns HJ. Refining clinical risk stratification for predicting stroke and thromboembolism in atrial fibrillation using a novel risk factor-based approach: the euro heart survey on atrial fibrillation. Chest. 2010;137(2):263–72.

[5] Pisters R, Lane DA, Nieuwlaat R, de Vos CB, Crijns HJ, Lip GY. A novel user-friendly score (HAS-BLED) to assess 1–year risk of major bleeding in patients with atrial fibrillation: the Euro Heart Survey. Chest. 2010;138(5):1093–100.

病例 23 癌症患者的心包疾病
Pericardial Disease in Cancer Patients

黄　圆　**译**　　张艳丽　**校**

【临床精粹】

恶性肿瘤患者的心包积液（图 23-1），可能由以下因素引起[1-5]。

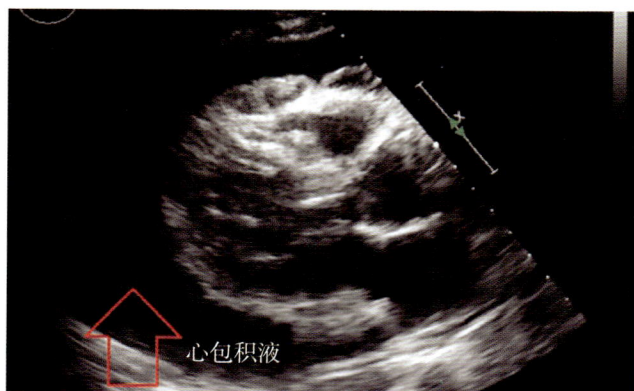

▲ **图 23-1**　心包积液，经食管心脏超声心动图胸骨旁长轴视图

1. 癌症治疗引起的心包积液，如环磷酰胺、阿糖胞苷、博来霉素、氟达拉滨、多柔比星、多西他赛、免疫检查点抑制剂、达沙替尼和放射治疗。

2. 心包恶性受累。与心包疾病相关的最常见肿瘤是肺癌，其他包括乳腺癌、食管癌、黑色素瘤、淋巴瘤和白血病。

3. 癌症的首发表现可能是心包积液，积液可能出现在癌症明显表现之前。正因如此，特别是在有不适、虚弱、不明原因的体重减轻和吸烟史的患者中，如果有新发的大量心包积液或心脏压塞，应进行详细检查以排除潜在的恶性肿瘤。

4. 呼吸困难、低血压和心动过速的出现应引起对临床心脏压塞的怀疑。心脏压塞的超声心动图征象如下。

(1) 右心室舒张功能衰竭。

(2) 右心房收缩功能衰竭。

(3) 下腔静脉扩张，无呼吸变异（下腔静脉充血）。

(4) 随吸气超过 25% 的二尖瓣血流速度改变（减少）。

(5) 随呼气超过 40% 的三尖瓣血流速度改变。

5. 心包积液应送检细胞学检查。细胞学诊断恶性积液的敏感性在67%～92% [5-7]。

6. 对血流动力学有影响的心包积液的治疗是引流。超声心动图引导下的心包穿刺术是可行的，其主要并发症的发生率为 0.3%～3.9%。导管应留置在心包腔内，直至24h内引流量小于25～50ml 或没有液体引出 [8]。

7. 心包积液影响癌症患者的预后。心包积液细胞学阳性是有症状恶性心包积液患者生存期短的独立预测因素，据观察性研究报道，这些患者的中位生存期仅为 2～4 个月 [9]。

8. 预防复发。心包硬化、经皮球囊心包切开术或手术建立心包窗可降低复发率 [10]。

参 考 文 献

[1] DeCamp MM Jr, Mentzer SJ, Swanson SJ, Sugarbaker DJ. Malignant effusive disease of the pleura and pericardium. Chest. 1997;112(4 Suppl):291S–5S. https://doi.org/10.1378/chest.112.4_supplement.291s.

[2] Maisch B, Ristic A, Pankuweit S. Evaluation and management of pericardial effusion in patients with neoplastic disease. Prog Cardiovasc Dis. 2010;53(2):157–63.

[3] Klatt EC, Heitz DR. Cardiac metastases. Cancer. 1990;65(6):1456–9. https://doi.org/10.1002/1097–0142(19900315)65:6<1456:aid-cnc r2820650634>3.0.co;2–5.

[4] Gross JL, Younes RN, Deheinzelin D, Diniz AL, Silva RA, Haddad FJ. Surgical management of symptomatic pericardial effusion in patients with solid malignancies. Ann Surg Oncol. 2006;13(12):1732–8. https://doi.org/10.1245/s10434–006– 9073– 1.

[5] Dequanter D, Lothaire P, Berghmans T, Sculier JP. Severe pericardial effusion in patients with concurrent malignancy: a retrospective analysis of prognostic factors influencing survival. Ann Surg Oncol. 2008;15(11):3268–71. https://doi.org/10.1245/ s10434–008–0059– z.

[6] Dosios T, Theakos N, Angouras D, Asimacopoulos P. Risk factors affecting the survival of patients with pericardial effusion submitted to subxiphoid pericardiostomy. Chest. 2003;124(1):242–6. https://doi.org/10.1378/chest.124.1.242.

[7] Gornik HL, Gerhard-Herman M, Beckman JA. Abnormal cytology predicts poor prognosis in cancer patients with pericardial effusion. J Clin Oncol. 2005;23(22):5211–6. https://doi. org/10.1200/JCO.2005.00.745.

[8] Tsang TS, Enriquez-Sarano M, Freeman WK, Barnes ME, Sinak LJ, Gersh BJ, Bailey KR, Seward JB. Consecutive 1127 therapeutic echocardiographically guided pericardiocenteses: clinical profile, practice patterns, and outcomes spanning 21 years. Mayo Clin Proc. 2002;77:429–36.

[9] Akyuz S, Zengin A, Arugaslan E, Yazici S, Onuk T, Ceylan US, Gungor B, Gurkan U, Kemaloglu Oz T, Kasikcioglu H, Cam N. Echo-guided pericardiocentesis in patients with clinically significant pericardial effusion. Outcomes over a 10–year period. Herz. 2015;40 Suppl 2:153–9.

[10] Puri A, Agarwal N, Dwivedi SK, Narain VS. Percutaneous balloon pericardiotomy for the treatment of recurrent malignant pericardial effusion. Indian Heart J. 2012;64(1):88–9. https://doi. org/10.1016/S0019–4832(12)60018–2.

病例 24　一例乳腺癌患者伴罕见巨大心脏肿块

Large Cardiac Mass, an Incidental Finding in a Patient with Breast Cancer

周欢欢 **译**　　张艳丽 **校**

【病例资料】

患者，女性，68岁，因乳腺浸润性导管癌接受了右乳腺切除手术计划辅助化疗，否认心血管相关症状。既往有高血压病史、胃旁路手术史及持续气道正压通气治疗阻塞性睡眠呼吸暂停综合征史。查体：一般情况可，血压 120/70mmHg；双肺听诊呼吸音清，未闻及杂音；心脏听诊 S_1、S_2 正常，未及杂音；双侧肢体大小对称，无水肿。因化疗前常规评估，患者接受了心脏超声检查，结果提示右心房有两个肿块，较大的病灶直径约 7cm×4.5cm，较小的病灶直径小于 2cm（图 24-1 和图 24-2）。首先，考虑患者为乳腺癌转移，计划通过心脏超声检查进行随访，同时进行化疗，评估化疗后肿块的大小是否改变。随后，患者接受了 4 个疗程的多柔比星联合环磷酰胺治疗，再行 4 个疗程的紫杉醇序贯化疗，以及右侧乳腺和区域淋巴结的辅助放疗。

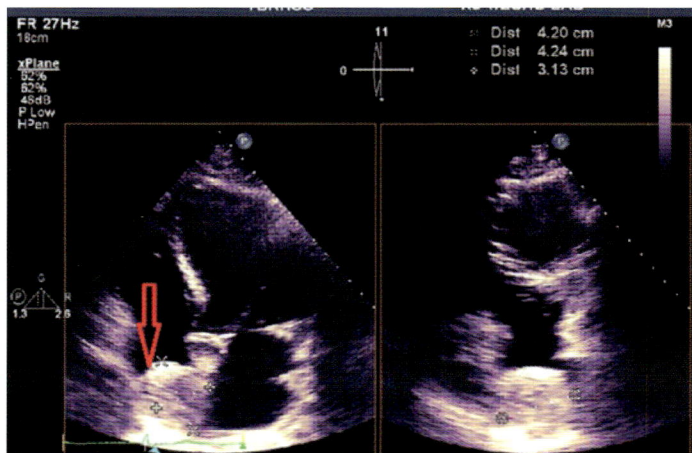

▲ 图 24-1　在心尖四腔心切面经胸超声心动图显示右心室肿块（红色箭）

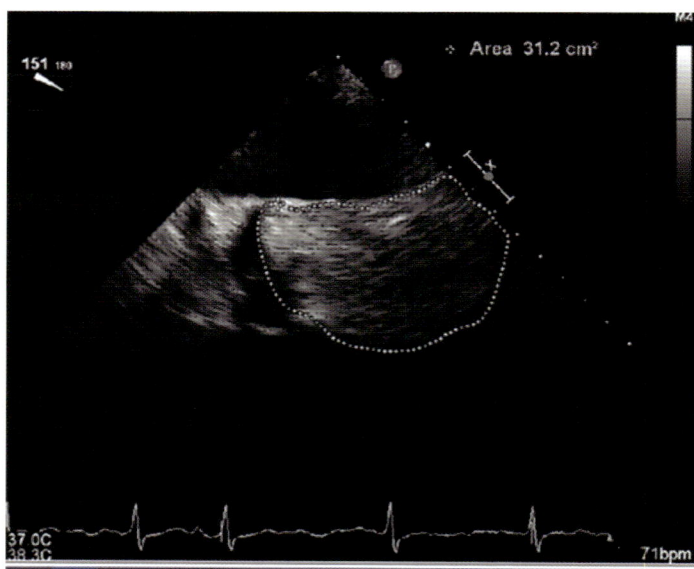

▲ 图 24-2　在腔静脉长轴切面经食管超声心动图显示右心室肿块

随访过程中，超声心动图提示右心房肿块大小稳定。之后患者接受了"冠状动脉造影术"，显示冠状动脉基本正常。

患者接受了心脏直视手术、右心房肿块切除术、左右心房重建术和右上肺静脉重建术。术后病理提示两个肿块均为良性房间隔脂肪瘤样肥厚。术后出现了交界性心律失常（手术中分离了窦房结动脉）和偶发心房颤动并发症。

患者长期保持交界性心律但无任何症状。

患者接受了手术、化疗和放疗，目前正在接受乳腺癌内分泌治疗。

【临床精粹】

1. 卵圆窝局部的哑铃状肿块是房间隔脂肪瘤样肥厚的特征性表现 [1, 2]。

2. 房间隔脂肪瘤样肥厚在老年肥胖女性患者中常见 [3, 4]。

3. 在 PET-CT 检查中 FDG 摄取增加可鉴别房间隔脂肪瘤样肥厚与其他肿瘤；但是上述乳腺癌患者可能有腔静脉阻塞风险，需要手术切除 [5]。

4. 75% 的心脏肿块是良性肿瘤，如黏液瘤 [6]。

5. 心脏转移性肿瘤主要继发于食管癌、黑色素瘤、淋巴瘤、白血病、肺癌、乳腺癌、肾癌、肝细胞癌和甲状腺癌 [7]。

6. 发现心包积液应警惕心脏恶性肿瘤（如肉瘤）的可能。

参考文献

[1]　Ak K, Isbir S, Kepez A, Turkoz K, Elci E, Arsan S. Large lipomatous hypertrophy of the interventricular septum. Tex Heart Inst J. 2014;41(2):231–3.

[2]　Heyer C, Kagel T, Lemburg S, Bauer T, Nicolas V. Lipomatous hypertrophy of the interatrial septum. Chest. 2003;124(6):2068–73.

[3]　Bielicki G, Lukaszewski M, Kosiorowska K, et al. Lipomatous hypertrophy of the atrial septum – a benign heart anomaly causing unexpected surgical problems: a case report. BMC Cardiovasc Disord. 2018;18:152.

[4]　Nadra I. Lipomatous hypertrophy of the ineratrial septum; a commonly misdiagnosed mass often leading to unnecessary cardiac surgery. Heart. 2004;90(12):66.

[5]　Fan CM, Fischman AJ, Kwek BH, Abbara S, Aquino SL. Lipomatous hypertrophy of the interatrial septum: increased uptake on FDG PET. AJR Am J Roentgenol. 2005;184(1):339–42. PMID: 15615998. https://doi.org/10.2214/ajr.184.1.01840339.

[6]　Gowda RM, Khan IA, Nair CK, Mehta NJ, Vasavada BC, Sacchi TJ. Cardiac papillary fibroelastoma: a comprehensive analysis of 725 cases. Am Heart J. 2003;146(3):404–10. PMID: 12947356. https://doi.org/10.1016/S0002–8703(03)00249–7.

[7]　Reynen K, Köckeritz U, Strasser RH. Metastases to the heart. Ann Oncol. 2004;15(3): 375–81. PMID: 14998838. https://doi. org/10.1093/annonc/mdh086.

附录　缩略语
List of Abbreviations

ACEI	angiotensin converting enzyme inhibitor	血管紧张素转换酶抑制剂
AF	atrial fibrillation	心房颤动
AHA	American Heart Association	美国心脏协会
ARB	angiotensin receptor blocker	血管紧张素受体阻滞剂
ASCO	American Society of Clinical Oncology	美国临床肿瘤学会
ASE	American Society of echocardiography	美国心电学会
AVRT	atrioventricular reentrant tachycardia	房室折返性心动过速
BB	beta-blocker	β 受体拮抗药
BMI	body mass index	体重指数
BNP	B-type natriuretic peptide	B 型尿钠肽
BPM	beats per minute	每分钟节拍数
CABG	coronary artery bypass graft	冠状动脉旁路移植术（冠脉搭桥术）
CAD	coronary artery disease	冠心病
CCS Class	Canadian Cardiovascular Society Grading of Angina Pectoris	加拿大心血管学会心绞痛评分

CHF	congestive heart failure	充血性心力衰竭
CIED	cardiovascular implantable electronic devices	心血管植入式电子设备
CML	chronic myelogenous leukemia	慢性粒细胞性白血病
cMRI	cardiac magnetic resonance imaging	心脏磁共振成像
CPAP	continuous positive airway pressure	持续正压通气
CRP	C-reactive protein	C 反应蛋白
CTO	chronic total occlusion	慢性完全闭塞
CVD	cardiovascular disease	心血管疾病
DCM	dilated cardiomyopathy	扩张性心肌病
DOAC	direct oral anticoagulant	直接口服抗凝剂
DVT	deep vein thrombosis	深静脉血栓形成
FDA	Food and Drug Administration	美国食品药品管理局
FOLFIRI chemotherapy	FOL-folinic acid (leucovorin),F-fluorouracil (5–FU),IRI-irinotecan	化疗方案
FOLFOX	Folinic acid (leucovorin) "FOL", Fluorouracil (5–FU) "F", and Oxaliplatin (Eloxatin) "OX"	FOLFOX 化疗方案
GI	gastrointestinal	胃肠
GLS	global longitudinal strain	总体纵向应变
Gy	Gray	戈瑞（放射剂量单位）
HF	heart failure	心力衰竭

HFmrEF	heart failure with midrange ejection fraction	射血分数中间值心力衰竭
HFpEF	heart failure with preserved ejection fraction	射血分数保留的心力衰竭
HFrEF	heart failure with reduced ejection fraction	射血分数降低的心力衰竭
HTN	hypertension	高血压
ICD	implantable cardioverter-defibrillator	植入式心律转复除颤器
ICI	immune checkpoint inhibitors	免疫检查点抑制剂
IMiD	immunomodulatory drug	免疫调节药物
LAD	left anterior descending artery	左前降支
LCX	left circumflex artery	左回旋支
LMWH	low molecular weight heparin	低分子肝素
LV	left ventricle	左心室
LVEF	left ventricular ejection fraction	左心室射血分数
MCA	middle cerebral artery	大脑中动脉
mmol/L	millimoles per litre	毫摩尔 / 升
MUGA	multigated acquisition	多门控采集扫描
NSTEMI	non-ST-elevation myocardial infarction	非 ST 段抬高的心肌梗死
NT-proBNP	N-terminal pro–B-type natriuretic peptide	N 端前 B 型利钠肽
NYHA	New York Heart Association	纽约心脏协会
PAH	pulmonary arterial hypertension	肺动脉高压
PASP	pulmonary artery systolic pressure	肺动脉收缩压

PCI	percutaneous coronary intervention	经皮冠状动脉介入治疗
PE	pulmonary embolism	肺栓塞
PPM	permanent pacemaker	永久性心脏起搏器
RCA	right coronary artery	右冠状动脉
RVOT	right ventricular outflow	右心室流出道
TEE	transesophageal echocardiogram	经食管超声心动图
TGCC	testicular germ-cell cancer	睾丸生殖细胞癌
TKI	tyrosine kinase inhibitors	酪氨酸激酶抑制剂
TRV	tricuspid regurgitant jet velocity	三尖瓣反流速度
TTE	transthoracic echocardiogram	经胸壁超声心动图
TEE	trans esophageal echocardiography	经食管超声心动图
VEGF	vascular endothelial growth factor	血管内皮生长因子
VKA	vitamin K antagonist	维生素 K 拮抗剂
VTE	venous thromboembolism	静脉血栓栓塞